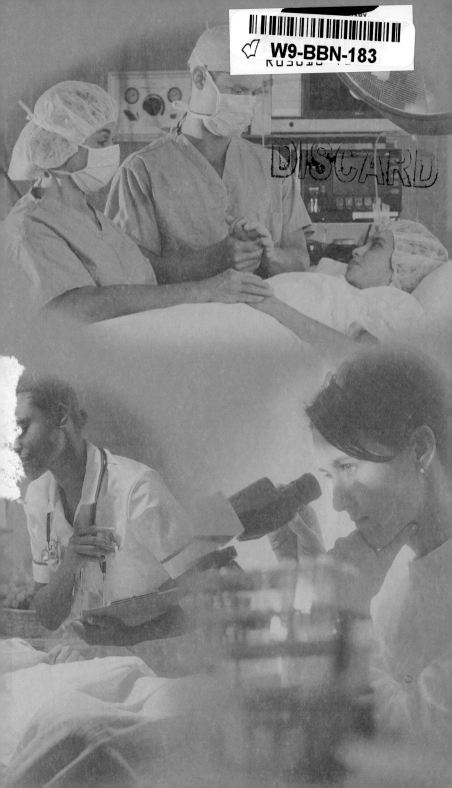

EL CÁNCER

EL CÁNCER

Dr. GREGORIO JESÚS PALACIOS GARCÍA-CERVIGÓN

Advertencia:
Los consejos, tratamientos, e información que aparecen en este libro no deben en ningún caso sustituir a los de un médico. Ante cualquier problema relacionado con su salud, acuda a un profesional cualificado en busca de ayuda. Los editores, así como el autor, no aceptan ningún tipo de responsabilidad civil ni penal, así como cualquier tipo de reclamación presentada por persona o institución alguna, como resultado del uso o mal uso de este libro, que pudiera ocasionar daños y/o perjuicios.

Copyright © EDIMAT LIBROS, S. A.
C/ Primavera, 35
Polígono Industrial El Malvar
28500 Arganda del Rey
MADRID-ESPAÑA

ISBN: 84-9764-374-7
Depósito legal: M-13930-2003

Título: El cáncer
Autor: Gregorio Jesús Palacios García-Cervigón
Coordinador de la colección: Pedro Gargantilla Madera
Ilustraciones: David Lucas
Impreso en: LÁVEL

IMPRESO EN ESPAÑA – *PRINTED IN SPAIN*

Agradecimientos

Este pequeño libro va dedicado a mis padres, que me crea-
ron y guiaron convenientemente; a mis maestros, que me ense-
ñaron el recto camino de la constancia en la busqueda de la
verdad, y a mis amigos, los cuales constituyen en gran medida
el espejo donde día a día me miro para construirme y que,
como decía el ilustre Gregorio Marañón, constituyen el primer
grado del parentesco.

«Y es el caso que entre las principales ventajas de la virtud
está el desprecio a la muerte, lo cual proporciona a nuestra
vida una dulce tranquilidad, dándonos el gusto puro y amable
de ella, sin el cual cualquier otra voluptuosidad se extingue»

Michel de Montaigne, *Ensayos*.

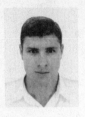

Dr. Gregorio Jesús Palacios García-Cervigón

Nació en La Solana (Ciudad Real) el 16 de octubre de 1975. Cursó sus estudios Superiores en la Facultad de Medicina de la Universidad Complutense de Madrid, donde se licenció en el año 1999.

Es residente en curso de Medicina Interna en el Servicio de Medicina Interna IV del Hospital Clínico Universitario de Madrid.

Es doctorado en Bioética por la Universidad Complutense de Madrid.

Ha escrito diversos trabajos científicos para diferentes revistas médicas y congresos de medicina.

Es miembro co-fundador de la asociación médico-cultural Avicena.

ÍNDICE

Se me encarga realizar este pequeño libro divulgativo con el objeto de acercar a la población interesada el proceso doloroso del cáncer.

Por lo general, es el cáncer una de las enfermedades mejor conocidas por la sociedad, y por la que más interés se muestra, entre otros motivos debido al miedo y a la importancia casi mítica que se le da.

Y es que el cáncer todavía asusta, debido a las nefastas connotaciones que tiene esta palabra, al sufrimiento que ha producido y produce todavía en nuestra sociedad.

Y es por esto por lo que es conveniente aclarar algunos conceptos sobre el cáncer, de manera que sitúen el proceso en el lugar que le corresponde, quitando miedos innecesarios y añadiendo prudencia donde ya todo es confianza, pues mucho incautos creen que ya, con el estado actual de la ciencia, todo se cura y que el cáncer, en términos generales, también.

Ya pasado el siglo XX y entrados en el XXI, el cáncer continúa siendo un misterio en vias de aclararse, pero sin duda sigue siendo un desafío, ante todo terapéutico. Las nuevas modalidades de tratamiento, así como las nuevas técnicas de imagen que permiten un diagnóstico mucho más precoz que antes, han mejorado mucho la supervivencia de los individuos oncológicos.

Sin embargo aún queda mucho camino por recorrer, puesto que todavía muchos tumores son incurables, sobre todo por su diagnóstico tardío que hace muy difícil su control. Como siempre, el diagnóstico precoz y rápido deberá ser el gran caballo de batalla en la lucha contra el cáncer, siendo esencial para la curación. Cuanto antes detectemos el tumor, mayores serán las posibilidades de curación.

En este siglo, el desarrollo de las terapias génicas, así como el desarrollo de nuevas formas de tratamiento probablemente darán un nuevo impulso a este proceso que, a pesar de todo, continúa siendo el segundo problema de salud que más muertes causa en nuestras sociedades occidentales.

Para finalizar, decir simplemente que éste no es un libro para médicos, sino para el público en general. Si la información es en ocasiones escasa, se podrá ampliar en la sección de bibliografía, presente al final del libro.

La Medicina es una ciencia en constante cambio. Esto implica que la información aquí recogida puede no ser estrictamente cierta en el momento en que llegue al lector. Por tanto deberá ser verificada por su médico o por otras fuentes en ese momento actualizadas.

Madrid.

SECCIÓN I
CARACTERÍSTICAS GENERALES DEL CÁNCER

BREVE INTRODUCCIÓN AL CÁNCER

Evidentemente la respuesta es sí. El cáncer es una causa muy importante de enfermedad en todos los países desarrollados, incluyendo dentro de éstos a nuestro país.

En el año1996, se calculó que solamente en los Estados Unidos de Norteamérica se diagnosticaron casi un millón y medio de personas con cáncer, y que algo más de medio millón de personas fallecerían en ese país por este motivo.

El cáncer es el responsable de cerca del 24 por 100 de los fallecimientos dentro de los países desarrollados, siendo superado solamente por la cardiopatía isquémica (anginas de pecho e infartos de miocardio) como causa de mortalidad (aproximadamente un 33 por 100).

Sin embargo, y a pesar de los sucesivos avances en el diagnóstico y en el tratamiento de esta enfermedad, la mortalidad por cáncer está aumentando, al tiempo que están disminuyendo las debidas a cardiopatías. Se espera que durante el próximo siglo se convierta sin lugar a dudas en la principal causa de muerte.

El principal factor de riesgo para padecer cáncer, es decir, lo que aumenta sobremanera la posibilidad de padecer un cáncer es sin lugar a dudas *la edad*. Aproximadamente dos de cada tres cánceres se dan en personas mayores de 65 años.

De esta manera, la probabilidad de que una persona padezca cáncer dependerá exclusivamente de la edad. Por ejemplo, se calcula que para el intervalo entre el nacimiento y los 39 años de edad, 1 de cada 60 varones, y 1 de cada 58 mujeres padecerán cáncer; para el intervalo entre los 40 y los 59 años, 1 de cada 13 varones y 1 de cada 11 mujeres padecerán cáncer, y para el intervalo entre los 60 y los 79 años, 1 de cada 3 varones y 1 de cada 4 mujeres lo padecerán.

De estas cifras también se puede concluir claramente que el cáncer será un problema que afectará más a los hombres que a las mujeres.

Como se ha dicho anteriormente, el cáncer es la segunda causa principal de muerte después de las enfermedades cardiacas.

También hay que decir que, junto a un aumento en la incidencia del cáncer, también se ha producido un aumento en la supervivencia en la personas que padecen este tipo de enfermedad. De hecho, actualmente la supervivencia a los 5 años, es decir, el número de personas que en general consiguen vivir después de 5 años de haber padecido el diagnóstico de la enfermedad es del 58 por 100, cifra muy superior al 39 por 100 que se obtenía en la década de los 60.

Distribución según órganos		
TIPO CÁNCER	Varones	Mujeres
Cavidad bucal	3%	2%
Mama		31%
Pulmón	13%	12,5%
Páncreas	2%	2%
Estómago	2%	11%
Colon y recto	9%	4%
Próstata	41%	
Vías urinarias	7%	4%
Leucemias y linfomas	6%	3%
Ovario	6%	4%
Cérvix uterino	3%	3%
Cuerpo y otras partes del útero	6%	6%
Resto	14%	15%

Respecto a la distribución de los tumores en cuanto a la frecuencia relativa de éstos según los diferentes órganos, se puede hacer una diferenciación entre varones y mujeres, como se aprecia en la tabla superior. Respecto a la mortalida por los diferentes tipos de cáncer, véase la tabla siguiente.

De todos estos datos se desprende que dentro de los hombres la tasa de mortalidad por cáncer por orden de frecuencias de

Mortalidad según tipo de cáncer		
TIPO CÁNCER	Varones	Mujeres
Melanoma	2%	1%
Cavidad bucal	2%	1%
Pulmón	32%	25%
Páncreas	5%	5%
Estómago	3%	
Colon y recto	9%	1%
Próstata	14%	
Vías urinarias	5%	3%
Leucemias y linfomas	9%	8%
Mama		17%
Ovario		6%
Cérvix uterino		2%
Cuerpo y otras partes del útero		3%

mayor a menor será con diferencia el de *pulmón*, seguido del de *próstata, colon y recto, páncreas, estómago e hígado.*

Entre las mujeres la distribución en la frecuencia de tumores será, en primer lugar y actualmente, *el cáncer de pulmón,* seguido muy de cerca por el *cáncer de mama,* tras ellos estarán los de *colon y recto, ovario, cuello del útero y estómago.*

Por otra parte, como es lógico pensar, la presentación de los tumores variará mucho, al igual que la mortalidad asociada a ellos, según la edad. Está claro que los tumores se pueden presentar en cualquier momento de nuestra existencia con una mayor o menor frecuencia, y que tendrán unida a ellos una determinada mortalidad

Como es evidente, el cáncer es un proceso extremadamente peligroso, que sin las medidas adecuadas, y a veces incluso con ellas, nos conduce a la muerte.

Muchos de los cánceres se pueden curar, casi todos, si se consiguiese llegar a un diagnóstico temprano de los mismos. Esto sería relativamente fácil si efectivamente se pudiese llegar a este diagnóstico justo cuando el tumor estuviese limitado al órgano de origen, y no hubiese alterado de manera importante su función, y por supuesto no se hubiese expandido a los órganos vecinos o lejanos en forma de metástasis.

Sin embargo, el gran *handicap* que aún tenemos los médicos, y como no, los pacientes, es el hecho de que todavía y sobre todo en algunos cánceres, este diagnóstico precoz es complicado y en ocasiones imposible, ya que muchos de ellos, en el momento de presentarse, se acompañan ya de expansiones regionales o a distancia, lo que hace infructuoso su tratamiento.

¿CUÁLES PODRÍAN SER LAS SOLUCIONES A ESTE PROBLEMA?

Evidentemente, la solución estriba en detectar pronto la posible existencia del tumor, y poner en marcha toda una serie de batería de pruebas para poder hallarlo o confirmar su pressencia.

La única manera de que esto sea posible es, por un lado, mediante la consulta temprana del paciente ante la aparición de los síntomas que podrían ser subjetivos de la presencia de un cáncer.

Por otro lado, y en personas asintomáticas, se podrían llevar a cabo una serie de pruebas de detección precoz del cáncer. A esto se llama pruebas de *screening,* y su finalidad es detectar mediante pruebas concretas, la posible presencia de un tumor antes de que dicho tumor se manifieste con sus signos y síntomas.

Respecto a esto último, hay que decir que, desgraciadamente, este proceso de *screening* no se puede realizar de manera indiscriminada a la población, ya que la rentabilidad de estas pruebas, que en muchas ocasiones son extremadamente caras, es muy baja y no servirían para reducir el problema.

En algunos tipos de tumores, estas pruebas de *screening* no existen, y por tanto no se pueden realizar. Todo ello comporta que sólo en determinados tipos de tumores, y en algunos grupos de personas que por sus determinadas caracteristicas son muy susceptibles de padecer un determinado tipo de tumor, estaría indicado la realización de una bateria de pruebas de *screening.*

El tema de las pruebas de *screening* al uso en la actualidad, y cuándo éstas deben de ser realizadas se expondrá más adelante en otros capítulos del libro. Ahora, haré hincapié en cómo el cáncer se manifiesta, o se puede manifestar, y en cuáles son los sígnos y síntomas de alarma ante los cuales deberíamos ponernos en guardia y consultar a un médico con prontitud.

Los tumores se pueden manifestar mediante una serie de síntomas y signos que pueden aparecer tanto a nivel local, como a nivel general.

A nivel local, en general, se pueden presentar como tumoraciones o creciemientos asociados a tumefacción.

Este crecimiento, que aparece cuando antes, en ese mismo lugar, no había nada, puede ser o no doloroso. En otras ocasiones, no es algo en crecimiento si no un dolor localizado en una zona deteminada lo que nos pone en guardia.

Saliendo del terreno local, podemos encontrarnos con manifestaciones del crecimiento regional o metastásico del tumor.

Puede aparecer hinchazón con aumento del diametro de una extremidad (brazos o piernas) en concreto, lo que puede ser el reflejo de la infiltración de los ganglios linfáticos por un tumor que los ha metastatizado.

Cuando el tumor ha producido un crecimiento tal que consigue anular la función normal del órgano del que procede, entonces se podrán observar las manifestaciones típicas de la disfunción de ese órgano, caso del hígado, tiroides etc. y sus correspondientes alteraciones analíticas

En ocasiones, cuando un tumor crece puede producir una serie de manifestaciones derivadas de la compresión de determinadas estructuras orgánicas como los nervios (dolor, ronquera, etc.)

También puede producir una obstrucción de determinados órganos huecos, como el aparato digestivo, producir estreñimiento, vómitos o dolor abdominal.

Si los afectados son los pulmones o los bronquios, puede existir tos continua durante meses, disnea (sensación de falta de aire), infecciones del pulmón, sangrado por la boca, fiebre etc.

Si los afectados son las vías urinarias o el riñón, entonces los síntomas serán diferentes, presentando obstrucción al flujo

de la orina, dolor al orinar, sangre en la orina, necesidad impe-
riosa de orinar asociada al dolor etc.

Alejándonos de los síntomas locales, regionales y compresivos del tumor, tendremos aquellos síntomas característicos de
la mayoría de los tumores, y cuya presencia, en ocasiones,
puede hacer sospechar al médico la posibilidad de un tumor.
Éstos son consecuencia de la liberación por parte de las células
de los tumores de una serie de sustancias capaces de producir
síntomas como son fiebre, pérdida muy importante de peso,
anorexia (ausencia de apetito), astenia (cansancio) u otras
manifestaciones.

En no pocas ocasiones los tumores, aun no siendo tumores
cerebrales, pueden presentar alteraciones neurológicas o psi-
quiátricas como ansiedad, depresión, miedo etc. (Un ejemplo
de esto es el cáncer de páncreas.)

En muchas ocasiones, hallazgos ocasionales en analíticas
pedidas por otras circunstancias nos pueden dar el diagnóstico, como es el caso de la anemia.

La anemia puede aparecer porque los cánceres sangren, y la
pérdida crónica de sangre produzca esa sintomatología, o bien
por otros motivos.

Para finalizar este capítulo, decir que con el fin de sensibili-
zar a la población en el diagnóstico precoz, diversas sociedades
médicas dedicadas a la lucha contra el cáncer han establecido
una serie de signos o síntomas **guías,** los cuales pueden orientar a la población a la hora de anticipar sus consultas al
médico. El resumen de los siete puntos es el siguiente:

● **Modificación de los hábitos intestinales o vesicales.**
Consiste en la aparición de diarrea o de estreñimiento, como
consecuencia a una alteración en el paso de las heces.

● También la presencia de heces con sangre o negras puede
hacer sospechar la existencia de un tumor.

● Respecto a los síntomas urinarios, destacar que la existencia de sangre en orina o dificultad para expulsarla deberían
ser signos de preocupación.

● **Ulceraciones cutaneas que no se curan.** En este caso
podríamos estar ante la presencia de un cáncer de piel.

• **La hemorragia o exudado (aparición de suero), de causa desconocida en nariz, cavidad oral, piel, pezón o vagina.** En algunas ocasiones puede indicarnos la existencia de un tumor.

• **La aparición de un engrosamiento o nódulo en la mama o en cualquier otro lugar.** Podría ser el síntoma inicial de aparición de un cáncer de mama.

• La indigestión o la dificultad para la deglucción. En la mayor parte de los casos se deben a causas benignas, pero también a veces pueden ser debidas a la presencia de un tumor en el esófago o en el estómago.

• **Los cambios en la coloración, tamaño, consistencia, forma, sangrado etc.** de un nevus (o lunar), podrían indicarnos la evolución maligna de estas estructuras.

• **La tos persistente, especialmente si se acompaña de expectoración de sangre, y la ronquera.** Éstos pueden ser un signo de cáncer pulmonar, especialmente cuando estos síntomas aparecen en un fumador.

Antes de finalizar el presente capítulo, debo realizar una advertencia a los lectores. A pesar de que en los párrafos anteriores se han descrito una serie de síntomas que podrían ser síntomas inciales de un proceso cancerígeno, el único deber que ha de tener el paciente o el familiar una vez que ha descubierto su existencia no es otro que el de consultar al médico.

En ocasiones, el paciente tiene la tendencia de interpretar por sí mismo los síntomas que se le presentan, y darle por sí mismo una interpretación, que como no puede ser de otra manera, es a menudo inapropiada.

Esto puede ir más allá cuando los síntomas interpretados son los tumorales. Sin embargo, el paciente tiene que tener en cuenta que los mismos síntomas, y repito, los mismos síntomás por los cuales se puede manifestar un tumor determinado, puede ser presentados por una gran variedad de enfermedades, y *solamente compete al médico, y no a los pacientes ni a ningún otro profesional u otro tipo de personal no sanitario ni sanitario*, realizar el diagnóstico diferencial de estos síntomas o conjunto de síntomas.

El paciente, eso sí, habrá de ponerse en las manos de un profesional de la medicina, en primer término de su médico de atención primaria (no necesariamente en un servicio de urgencias, como es la incorrecta y absurda tendencia actual), el cual actuará de manera apropiada para derivar al especialista adecuado, o por sí mismo, y así establecer el diagnóstico más pertinente.

Esto habrá que realizarse con premura pero sin angustia (lo que lleva muchas veces a colapsar los servicios de urgencias), ya que en la inmensa mayoria de los casos, dependiendo de los síntomas y la edad del paciente, éstos no serán los indicadores de un proceso maligno, si no de un proceso benigno susceptible de curación adoptando las mediadas adecuadas.

Por tanto, a consulta precoz, pero sin anguntia ni ansiedad, es el consejo que se habrá de dar a los pacientes ante la presencia de síntomas preocupantes. Éste es el procedimiento correcto a seguir en la detección precoz de un proceso canceroso.

CUESTIONARIO

1. **Una de las siguientes enunciados es falso:**
   a) El tumor más frecuente en el hombre es el cáncer de pulmón.
   b) El tumor que más muertes produce es el cáncer de pulmón.
   c) El cáncer es un grave problema de salud.
   d) El segundo tumor más frecuente en los hombres es el cáncer de vejiga urinaria.

2. **De los siguientes enunciados respecto a las pruebas de *screening* una de las siguientes preguntas es verdadera:**
   a) Se deben realizar indiscriminadamente a toda la población.
   b) Deben ser lo más caras posibles.
   c) Deben ser pruebas dificultosas de realizar.
   d) Se han de realizar por lo general a individuos con altas probabilidades de padecer un determinado tipo de cáncer.

3. **Diga cual es verdadera:**
   a) La mayoría de los tumores son asintomáticos.
   b) Todos los tumores desde el principio dan la cara.
   c) Todos los tumores se curan.
   d) Uno de los signos clínicos de un tumor es la aparición de síntomas compresivos sobre algún órgano vecino al del tumor de origen.

4. **Respecto a la actitud a tomar por el paciente ante la aparición de una masa corporal que antes no estaba presente, es correcto:**
   a) No preocuparse en absoluto.
   b) Acudir rápidamente al servicio de urgencias del hospital más cercano.
   c) Consultarlos por lo general en breve plazo, a su médico de cabecera, que determinará la actitud más oportuna.
   d) Comentárselo urgentemente al farmacéutico de guardia.

5. De los siguientes datos, ¿cuál es correcto?

a) El cáncer no es un problema social.

b) El cáncer no se da en los países de habla hispana.

c) El cáncer es la primera causa de muerte actualmente en los países desarrollados.

d) El cáncer es la segunda causa de muerte en los países desarrollados, después de las enfermedades cardiovasculares.

LA CÉLULA NORMAL COMO LUGAR DE ORIGEN TUMORAL

Para poder comprender de manera adecuada la formación, comienzo y desarrollo de los tumores es preciso tener algunas nociones básicas de lo que es una célula, ya que es a este nivel donde el cáncer libra su prinicipal batalla.

DEFINICIÓN

La célula es la unidad independiente más pequeña y por tanto más simple que podemos encontrar en los organismos vivientes.

Los animales más simples, están constituidos por una sola célula, mientras que según se avanza en complejidad, los organismos constarán de más de una célula, hasta llegar a los animales superiores, los más complejos, que estarán formados por millones de células.

Los animales superiores, formados por millones de células, pueden considerarse como colonias compleja de células interdependientes de muchos tipos distintos, especializadas de diferentes maneras para llevar a cabo las funciones esenciales para la supervivencia y la reproducción del animal.

Las células que realizan una misma función, encargadas de realizar trabajos concretos, se encuentran por lo general agrupadas y unidas por una sustancia, constituyendo así lo que llamamos *tejidos básicos*.

Éstos se llaman así por ser los encargados de formar a su vez los órganos que componen al ser vivo, como por ejemplo el riñón o el corazón. Como ejemplo de tejidos básicos tenemos el *tejido conjuntivo, el tejido adiposo, el cartílago, el hueso, el tejido muscular, el tejido nervioso, el epitelio, las glándulas de secrección o la sangre.*

Como hemos dicho, dos o más tejidos se combinan de ordinario para formar las unidades funcionales mayores que llamamos órganos.

A su vez, cada uno de estos órganos que actuan de manera independiente pueden unir sus funciones con la de otros órganos, constituyendo los *sistemas orgánicos,* que se encargarán de una función vital para el ser vivo, como por ejemplo el sistema respiratorio, formado por la nariz, la laringe, la tráquea y los pulmones.

Centrándonos en la unidad básica de funcionamiento, esto es, la célula, y ya refiriéndonos exclusivamente al hombre, diremos que en el cuerpo encontramos centenares de tipos diferentes de ellas.

Sin embargo, a pesar de estas diferencias *todas ellas* tienen en común ciertos rasgos que permiten identificarlas.

Todas las células del organismo, aun siendo diferentes, poseen una estructura general idéntica. Están formadas por una parte denominada *núcleo,* y una parte que rodea a éste núcleo y que se llama *citoplasma.*

Ambos compartimentos o partes celulares están formados por estructuras características que poseen propiedades que las hacen diferenciarse las unas de las otras al microscopio.

Dentro del núcleo, así como del citoplasma, existen una serie de componentes biológicamente activos, esto es, que desempeñan una función determinada para el funcionamiento de la célula, y por extensión del ser humano, a los que llamaremos *orgánulos.*

Dentro de los principales componentes celulares, podemos destacar lo detallado a continuación.

Menbrana celular

El límite externo de todas las células se llama *plasmalema o membrana celular.*

La membrana es una elemento complejo y lleva a cabo, debido a su composición, muchas funciones celulares.

Por un lado posee dispositivos para la unión y la comunicación entre las diferentes células. Posee unas moléculas diferenciadoras, que son la base del reconocimiento celular y que aportan la especificidad para un tejido determinado. Receptores para hormonas, y, además, puede formar una serie de moléculas denominadas mensajeras, las cuales son las encargadas de activar las respuestas fisiológicas de las células ante determinados estímulos.

La membrana o pared celular está formada por una doble capa de fosfolípidos (un tipo de grasas), junto a una serie de proteínas que se encuentran distribuidas en la doble capa lipídica. A estas proteínas se las llama *proteínas integrales de la membrana.*

Retículo endoplásmico

El citoplasma de muchas células está recorrido por un extenso sistema de canalículos rodeados de membrana que constituye el retículo endoplásmico. Su membrana limitante suele estar unida a la membrana nuclear.

Cuando el retículo endoplásmico presenta en su superficie *ribosomas,* se le llama *retículo endoplásmico rugoso,* por el aspecto que estas estructuras le dan al microscopio. Si no los poseen, hablamos de retículo endoplásmico liso.

Los ribosomas son unos complejos encargados de la formación de *proteínas,* moléculas esenciales para la vida humana. A partir de estos ribosomas, las proteínas pasan al complejo de golgi (que ya veremos posteriormente), el cual es el encargado de la concentración y el empaquetamiento de los productos celulares de secreción al exterior de la célula.

El retículo endoplásmico liso, predomina en las células especializadas en la sístesis de triglicéridos, de colesterol o de hormonas formadas por grasas y colesterol (hormonas esteroides).

Complejo o aparato de golgi

Éste es un orgánulo que se encuentra en casi todas las células eucariotas.

Suele abundar sobre todo en las células glandulares, donde funciona como el lugar de concentración, modificación química y empaquetamiento de los productos de secreción, sobre todo protéica, sintetizados en el retículo endoplásmico rugoso.

Además, juega un papel esencial en la renovación de la membrana plasmática celular.

Está formado por sáculos o cisternas aplanadas, rodeadas de membrana, apilados paralelamente. Estas cisternas a menudo se encuentran incurvadas.

Dentro de la propia célula, podemos encontrar el *núcleo celular*.

El núcleo celular es quizá la zona más importante de la célula, ya que contendrá el material genético de la misma.

Dentro del núcleo, se encontrará la cromatina, forma que adopta el material genético, el cual estará formado fundamentalmente por el ADN, el cual se encargará de transmitir la información genética de unos individuos a otros por los procesos de división celular.

Una vez repasado groso modo los componentes fundamentales de una célula, debemos decir que ésta, como se dijo al principio, constituye por sí misma una pequeña fábrica o motor de la vida.

Todas las células cumplen una función determinada, pero esta función se irá adquiriendo a lo largo de la maduración de la propia célula. Finalmente, las células adquirirán una serie de funciones que ya previamente estaban escritas en su propio sistema genético, de tal manera que todas realicen sus funciones específicas dentro de los órganos concretos.

Las diferentes células del cuerpo humano se encuentran agrupadas en tejidos, y éstos dispuestos en cada órgano concreto.

Existen algunos tejidos fundamentales, los cuales serán la base de la formación de los diferentes órganos.

Tendremos el tejido muscular, encargado de formar los musculos esqueléticos y el musculo cardiaco. El tejido conjuntivo es un tejido que se encontrará en casi todos los órganos y que, como su propio nombre indica, sirve como sustancia de conjunción entre diferentes tipos de tejidos.

El tejido nervioso ésta formado por un tipo muy determinado de células denominado neuronas, las cuales se encuentran dentro del cerebro o de la médula espinal.

Los epitelios son un conjunto de células que se encarga de recubrir la superficie de numerosos órganos. El tejido glandular es el encargado de secretar sustancias denominadas hormonas, las cuales tendrán una importante repercusión en el funcionamiento normal del organismo.

Como digo, todos estos tipos especiales de tejidos, formados por un conjunto de células que tienen una forma y función comunes, y muy especializadas, se agrupan para formar los órganos vitales.

Así, por ejemplo, el corazón está formado por tejido muscular liso especializado, por una superficie denominada endotelio, por tejido conjuntivo etc.

De la misma manera, otros tejidos se formarán por la combinación de otros tejidos básicos de los dichos anteriormente.

De todo ello podemos destacar que, si bien todos los órganos finalmente estarán formados por un conjunto de células especializadas, todos ellos pueden verse afectados por procesos patológicos que afectan a estas células.

De esto se deriva que el cáncer es un proceso celular, es decir, que afecta fundamentalmente a las células, y que estará provocado por cambios específicos y concretos que se producen en un único clon celular, es decir, que los cambios necesarios para el origen del cáncer se producen en una única célula y que, a partir de ella, se desarrollará un cáncer completo.

De todo esto y de los mecanismos fundamentales de la producción y desarrollo del cáncer se hablará en el siguiente capítulo.

Solamente destacar aquí que los tumores pueden desarrollarse a partir de cualquier tipo de células, por lo que habrá un tipo de tumor diferente para cada tipo de célula diferente del ser humano.

CUESTIONARIO

1. **Respecto a los componentes de una célula una de estas afirmaciones es falsa:**
   a) Existen los ribosomas.
   b) Existen los complejos de golgi.
   c) Existen las mitocondrias.

2. **Una de las siguientes aseveraciones es falsa respecto a la definición de célula:**
   a) Es el elemento vivo más grande de la naturaleza.
   b) Es la unidad funcional del ser vivo.
   c) Existen diferentes tipos de células en el ser humano.
   d) Tiene capacidad de dividirse por sí misma.

DEFINICIONES Y CARACTERÍSTICAS DE LAS NEOPLASIAS BENIGNAS Y MALIGNAS

DEFINICIONES

En este capítulo se intentarán explicar las distintas terminologías que se asocian a los procesos oncológicos.

No será más que una manera de aclarar lo que en realidad es muy simple: entender con las palabras adecuadas los procesos que constituyen los procesos de crecimiento normal y anormal.

El término *neoplasia* significa literalmente «crecimiento nuevo».

El término *tumor* significa crecimiento, y se puede aplicar indistintamente. Actualmente es más aplicado el término neoplasia que el término tumor.

La *oncología* es simplemente el estudio de los tumores o neoplasias, es decir, el estudio de los crecimientos anormales que se desarrollan a partir de un tejido corporal previamente sano o normal.

Los crecimientos nuevos de los tejidos previamente normales pueden ser malignos o benignos, posteriormente estableceremos las diferencias fundamentales entre éstos.

Pues bien, lo que tradicionalmente se ha venido en llamar *cáncer* no es más que el término común para designar a todos los tumores malignos.

Este término se deriva casi con seguridad de la palabra latina *cancer* («cangrejo»), con el significado de que el cáncer se puede extender casi con la misma facilidad con la que se extienden las patas de un cangrejo.

La definición de neoplasia no es otra que la siguiente: una neoplasia es una masa anormal de tejido, que crece más rápido de lo que crecería normalmente éste, y que no está coordinada con él, sino que presenta un crecimiento independiente y desordenado, y que además persiste de la misma forma excesiva tras finalizar el estímulo que suscitó la alteración.

Esta masa de tejido que crece es pues autónoma, carece de función y, además, acabará por abolir la función normal del tejido del que procede.

Esta masa tumoral o neoplásica sin función competirá con el tejido normal del que procede, por la energía y nutrición y se apropiará de ella, dependiendo por tanto del portador en cuanto a su nutrición y aporte vascular.

A lo largo del tiempo se han establecido una serie de nomenclaturas para definir y distinguir a los distintos tipos de neoplasias y hacer más fácil su reconocimiento. Existirán diferencias importantes en cuanto a la forma de denominar a los tumores malignos y benignos.

Antes de nada, decir que tanto los tumores malignos como los benignos se denominarán o tomarán la palabra de la célula del tejido del que se originan.

Diferente serán los que se originan de tejidos mesenquimatosos como el músculo, el hueso o el tejido fibroso, de los que se derivan de células epiteliales (de revestimiento), o de las células que forman glándulas.

Los tejidos benignos que proceden de tejidos mesenquimales añadirán –oma al final del nombre de la célula, mientras que los malignos se llamarán sarcomas.

Por su parte, los que proceden de células epiteliales se llamarán carcinomas.

Papiloma se llamará al tejido benigno que forma proyecciones digitiformes en el microscopio, y pólipo es la excrecencia benigna que crece hacia el interior de un tubo (como por ejemplo el intestino delgado o grueso).

CARACTERÍSTICAS DE LAS NEOPLASIAS BENIGNAS Y MALIGNAS

A la hora de establecer las diferencias existentes entre los tumores malignos y benignos, los médicos deben establecer una serie de características distintivas que les permitan asegurar con fiabilidad el diagnóstico.

La determinación de la malignidad o benignidad de un tumor es fundamental, ya que tendrá una trascendental implicación tanto en el pronóstico vital como en el tratamiento a seguir en estos pacientes.

La propia visión de las células del tumor, o bien del tejido tumoral, puede determinar con gran fiabilidad si una neoplasia es maligna o benigna.

Sin embargo, en algunas ocasiones, esto no es así, y puede ocurrir que lo que en un principio parece benigno, se comporte posteriormente como maligno (una cara inocente puede encubrir una naturaleza malvada).

Para establecer las caracteristicas de malignidad o de benignidad de un tumor atenderemos a cuatro caracteristicas que ahora explicaremos.

La diferenciación celular y la anaplasia

La diferenciación se refiere a la medida en que las células parenquimatosas se parecen a las células normales comparables tanto morfológica como funcionalmente.

Esta definición, que parece algo engorrosa, no lo es tanto.

En terminos generales podemos decir que cuanto más se parezca una célula tumoral a una célula normal del tejido del que procede más benigna será esta neoplasia.

En general, los tejidos tumorales benignos suelen parecerse morfológicamente (es decir en su forma) mucho a los tejidos normales de los que proceden. Esto también implicará que la funcion de los mismos no esté abolida del todo.

Sin embargo, los tejidos malignos, aunque algunos de ellos pueden estar muy bien diferenciados, y al analizar sus células, éstas sean muy parecidas a una célula normal, habitualmente tienen unas características muy diferentes. Por ello, en estos casos se habla de tejidos indiferenciados o pobremente diferenciados.

Éstos también se han venido a llamar anaplásicos, término que quiere decir «crecer hacia atrás», y que viene a decirnos que estas células no han madurado, y que han permanecido indiferenciadas, es decir, que desde la célula original desde la cual todas las células normales, tras sus procesos de maduración, llegan a ser células que cumplen funciones determinadas, las células tumorales no lo harán, permanceciendo sin función y adoptando una serie de características definitorias que luego veremos.

Como es lógico, todas las células anaplásicas o indiferenciadas tendrán una forma determinada que permiten ver en el microscopio que tienen un potencial cancerígeno.

Suelen formar tejidos de crecimiento desordenados compuestos por un conjunto de células de diferentes tamaños y con núcleos muy grandes, con muchas cromatina, y en donde se pueden observar numerosas mitosis, signo inequívoco de una gran capacidad de crecimiento.

El hecho de que en este tejido tumoral existan numerosas y muy distintas células hace que se les llame tumores *pleomórficos* (de diferente forma).

Cuando un tumor maligno se manifiesta como un tumor anaplásico o pobremente diferenciado, es bastante fácil establecer que ese tejido es maligno. Existen muy pocas dudas. En ellos se puede, en principio, predecir su evolución.

Existirá, sin embargo, mucha mayor dificultad en establecer el diagnóstico cuando el tumor que al final será maligno, se manifiesta con un grado de diferenciación mayor; en este caso, sólo por la propia visión al microscopio del tumor será difícil el diagnóstico, necesitándose ver otras características para definirlo como maligno. Entre ambos extremos se sitúan tumores determinados como moderadamente diferenciados, en los cuales los criterios de malignidad serán más evidentes.

Cuando un tejido tumoral determinado presenta una serie de características anormales en cuanto a su forma y una desorganización total en cuanto a su crecimiento, pero sin embargo no invaden los tejidos vecinos, se considera un tejido displásico.

La tasa de crecimiento

Es otra característica importante en la diferenciación de los tumores, pero que tampoco es suficiente para tildar definitivamente a un tumor.

En general, los tumores, cuanto más indiferenciados sean y menor sea la conservación de su función, mayor será la tasa de crecimiento y antes se desarrollará y crecerá. Cuanto más diferenciado, menor será la tasa de crecimiento.

En términos generales, un tumor maligno crecerá mucho más rápido que uno benigno, aunque puede haber excepciones.

De todas las formas, biológicamente se pueden ver casos excepcionales en la naturaleza y así, por ejemplo, encontrar tumores malignos que pueden crecer muy lentamente durante mucho tiempo, y que de manera súbita, y en poco tiempo aceleran su crecimiento enormemente hasta producir la muerte rápidamente.

Eventualmente se han observado casos «milagrosos» de desaparición de un tumor que se había catalogado previamente como maligno. Este tipo de sucesos son raros en la naturaleza.

Invasión local

La invasión local sí que constituye un determinante de malignidad.

Ésta y la diseminación a distancia, que veremos posteriormente, son signos inequívocos de malignidad. Ningún tumor benigno podrá invadir un tejido vecino. Los malignos, siempre.

Los tumores benignos no invaden los tejidos vecinos.

Además, se puede ver que estos tumores suelen crecer de manera más o menos ordenada, y suelen estar delimitados por una capa de tejido que los aisla del resto, muchas veces impidiendo que se mezclen. Esta característica es muy importante, ya que si fuese necesario extirparlos, este procedimiento sería mucho más fácil, porque están muy bien delimitadas las áreas que hay que extirpar.

Por el contrario, los tumores malignos tienden a crecer desordenadamente, sin ningún tipo de barrera que los delimite, lo que hace que puedan invadir y adentrarse en el tejido que está adyacente a él, lo que producirá graves problemas, sobre todo en el momento de la posible cirugía, ya que se habrá de extirpar buena parte del tejido adyacente al tumoral para estar seguros de que ninguna célula del tumor queda en el tejido de alrededor.

Los tumores malignos, por tanto, no respetan los límites anatómicos normales. Esta tendencia a la invasión hace difícil su extirpación quirúrgica.

Como dijimos anteriormente, después de la metastatización (la producción de metástasis), la invasión es la característica más fiable para distinguir los tumores malignos de los benignos.

La metástasis

La metastatización es una caracteristica típica y definitoria de los tejidos tumorales.

Metástasis significa «diseminación a distancia», y consiste en el hecho de que las células del tumor se afinquen lejos de su lugar de origen y de los territorios adyacentes que pueden invadir, mediante el paso a la sangre, a los vasos linfáticos (un tipo de vasos presentes en ciertos órganos y por donde circula la linfa) o a las cavidades corporales, elementos que proporcionan las viás de diseminación ideales para el tumor.

Hay algunas excepciones a esta regla, como son los tumores del sistema nervioso central y otros.

En general, cuanto más agresivo, más rápido crezca y mayor sea el tumor primitivo, más probable es que metastatice o lo haya hecho ya; sin embargo existen innumerables excepciones.

Por dar algunas cifras, aproximadamente el 30 por 100 de los pacientes recién diagnosticados de tumores sólidos se presentan con metástasis.

La presencia de metástasis reduce drásticamente la posibilidad de curación.

Por ello, nada sería tan beneficioso para los pacientes como lograr métodos que evitaran la diseminación a distancia.

Existen, como dijimos antes, tres formas de diseminación del tumor; primero, la que se produce a través de las cavidades o espacios anatómicos del organismo tales como el peritoneo, la pleura, el pericardio, el espacio subaracnoideo o la cavidad articular.

Otra vía de diseminación es a través de los vasos linfáticos, los cuales pueden continuar hacia los ganglios linfáticos regionales, por lo que éstos tenderán a engrosar y a aumentar de tamaño.

Esta forma de diseminación es muy típica de los carcinomas, aunque esto no será siempre así.

Por último, la vía quizá más común, y hacia donde suelen converger el resto, es la vía sanguínea, bien sea a través de las arterias, o bien a través del sistema venoso.

En este caso, el lugar más evidente de afincamiento de las células tumorales será el hígado y los pulmones.

Una vez que el tumor pasó a la sangre, es muy probable que afinque en un tejido a distancia, confiriendo al proceso un carácter de mal pronóstico.

BREVES CONCEPTOS SOBRE EL ORIGEN Y EL PORQUÉ DE LOS TUMORES

Los tumores se caracterizan fundamentalmente porque proceden de una única célula.

A esto se le denomina monoclonalidad.

Esto significa simplemente que solamente a partir de una única célula de un tejido del organismo se puede desarrollar un tumor maligno que nos produzca la muerte.

El resto de las células de estos órganos funcionaran perfectamente, sin embargo, esta única célula rebelde, que se vuelve maligna por un conjunto de circunstancias que ya veremos, finalmente, y dada su alta tasa de crecimiento y de división, constituirá la masa de células principal de ese órgano, recibiendo toda la alimentación a él destinada, y anulando, por tanto, la función normal del mismo, conduciendo de esta manera a la muerte.

La clave para entender el origen del cáncer no será otra que entender porqué de repente una célula que previamente era normal y que funcionaba correctamente comienza, en un determinado momento, a funcionar de manera incorrecta y a convertirse en cancerígena.

Para poder explicar esto, hay que decir que todo el proceso se basa en el cambio que existe en algunos genes de esas células, los cuales son los responsables de controlar la respuesta de crecimiento y de función de las células humanas.

Estos genes pueden sufrir, por una serie de circunstancias, unos cambios (muchos influenciados por agentes medio ambientales, como ya veremos), que finalmente derivarán en la alteración genética necesaria para iniciar el proceso cancerígeno.

En otros casos, la alteración genética no se producirá por daño celular a lo largo de la vida del individuo, sino que se heredará ese cambio de las células de los progenitores, los cuales, ante determinados estímulos, se activarán provocando la iniciación del proceso tumoral.

Cuando se habla de daño genético con determinadas posibilidades de poder cancerígeno, no nos referimos al daño de cualquier gen.

La alteración de todos los genes no producirá alteraciones cancerígenas, sino que solamente la alteraciones de determinados genes específicos podrán dar lugar al proceso tumoral.

¿Cuáles serán esos genes?

Puesto que al fin y al cabo el cáncer no es ni más ni menos que un proceso de crecimiento desordenado de un clon celular, los genes cuya alteración dará origen al mismo no podrán ser otros que aquellos que regulan el crecimiento celular.

Estos genes afectados.serán los encargados de promover el crecimiento celular (llamados proto-oncogenes), mientras que los genes encargados de inhibir el crecimiento celular normal se llaman anti-oncogenes.

Además, existen otros tipos de genes que pueden afectarse, como los genes encargados de la apoptosis o muerte celular.

La carcinogénesis es un proceso complejo, que suele darse en múltiples pasos, mediante la afectación muchas veces secuencial de este tipo de genes.

La afectación de estos genes puede llevar a la expresión y formación de una serie de elementos denominados proteínas, los cuales serán los verdaderos ejecutores del proceso tumoral, ya que con su acción a nivel de varios lugares celulares, y mediante la mediación de sucesivos grupos de proteínas, se logrará activar el proceso de división celular mediante el cual las células se dividen en dos a partir de una, perpetuando este proceso, que generará el futuro cáncer.

Cuando se produce la alteración de un gen llamado proto-oncogen, obtendremos un oncogen, gen del cual procederá un determinado tumor, ya que el crecimiento normal mediado por el proto-oncogén se verá aumentado y alterado por el oncogén.

Por otro lado, es fácil comprender que el anti-oncogen, es aquel tumor que se encarga, mediante la formación de determinadas proteínas, de frenar los procesos de crecimiento tumorales.

Cuando estos anti-oncogenes se afectan, estos frenos se pierden, por lo que las celulas iniciarán un proceso de crecimiento que puede derivar en desordenado al fallar las células que habrían de funcionar como freno.

Estos dos mecanismos que explicarían el daño celular y la iniciación de la carcinogénesis son fáciles de entender.

Sin embargo, el tercer punto se escapa algo más a la comprensión. Aunque en realidad es tremendamente fácil.

Comencemos por decir que existen una serie de genes encargados de decirle a determinadas células que cuando hayan cumplido su trabajo y ya no sean útiles, se suiciden.

Estos genes encargados (programados) para hacer que las células que ya no son útiles se suiciden pueden también verse afectados.

Cuando una célula se hace vieja y pierde parte de sus facultades para seguir actuando correctamente, el organismo se deshace de ella, entre otras cosas porque sus genes se pueden alterar y por tanto ser más susceptibles para alterar su crecimiento y convertirse en células tumorales.

De impedir la perpetuación de estas células, y por ende de los desastres que de ello se derivaría, se encargan los genes encargados de la apoptosis.

Por todo ello, cuando estos genes reguladores se ven afectados, estas células no sufrirán apoptosis y por tanto aumentará el riesgo de que estas células se conviertan en tumorales.

Dentro del proceso tumoral debemos tener en cuenta una característica fundamental de los tumores, como es la capacidad de metastatizar.

La metástasis consiste en la capacidad del tumor de migrar desde el órgano de origen hasta otros órganos localizados a distancia mediante el paso a la sangre, o bien a la circulación linfática.

La metástasis es la característica definitoria de la malignidad de un tumor. Un tumor maligno es por definición metastatizante, y si no tiene esta capacidad no será maligno en ningún caso.

La capacidad de metastatizar implica en el tumor una serie de condiciones.

En primer lugar, es preciso que el tumor desarrolle una capacidad de migración a través del propio órgano de origen hasta llegar al vaso sanguíneo. Esto lo consigue mediante una serie de proteínas denominadas proteinasas, cuya función será romper el tejido del órgano original hasta conseguir llegar al vaso sanguíneo.

Una vez que el tumor ha llegado a la sangre, tendrá que superar la estrecha vigilancia del sistema inmunológico, cuya función será la de eliminar las células no reconocidas como propias (como es el caso de las células tumorales).

El sistema inmune eliminará gran cantidad de células tumorales; sin embargo, a lo largo del tiempo, algunas de éstas lograrán burlar esta vigilancia y llegar hasta algún órgano, donde podrán asentar y comenzar el desarrollo del tumor en otro órgano diferente.

Parece ser que determinados tipos de células tumorales tienen especial predilección por algunos órganos concretos, hecho que justifica el porqué cada tumor específico tendrá unos órganos diana característicos. Esto ocurre por la existencia de unos receptores organodependientes que hacen que cada célula tumoral específica se adhiera a ellos y no a otros.

AGENTES CARCINÓGENOS Y SUS INTERACCIONES CELULARES

Un gran número de agentes causan daños genéticos e inducen las transformaciones neoplásicas de las células:

- Carcinógenos químicos.
- Radiaciones.
- Virus oncogénicos o productores de tumores.

Todos estos agentes pueden originar por sí mismos los cambios necesarios en el ADN de las células tumorales para que pasen desde una situación normal hasta una situación de proliferación incontrolada.

Estos agentes solo actuarán y modificarán aquellas células predispuestas genéticamente a ello y no a otras.

Respecto a los *agentes químicos*, su asociación con los procesos tumorales fue establecida en el siglo pasado por el médico ingles *sir* Percival Pott, el cual observó la relación que había entre el cáncer de la piel del escroto y el hecho de que no se lavasen las manos después de trabajar, los obreros del hollín. Cuando éstos se lavavan las manos, descendía la tasa de cáncer.

A la hora de clasificar a las sustancias químicas que producen cáncer, (llamadas carcinógenos), debemos saber que algunas de ellas se encargan de *iniciar* el proceso de cambio genético, de manera que son susceptibles de iniciar un proceso tumoral, y que otros agentes se encargan de *promocionar,* es decir, de desarrollar el propio tumor.

La iniciación es esencial e imprescincible para la constitución de un tumor, pero sin la actuación de los agentes promotores éste no se desarrollará.

Los agentes promotores no pueden iniciar por sí mismos el proceso tumoral, pueden desarrollarlo en células ya iniciadas, pero no son tumorigénicos por sí mismos.

Algunas sustancias químicas tienen la doble capacidad de iniciar y promocionar un tumor, en cuyo caso se las llama *carcinógenos completos.* En caso contrario se las llamará *carcinógenos incompletos.*

Dentro de los agentes carcinógenos químicos podemos destacar los siguientes grupos:

- Hidrocarburos aromáticos policíclicos.
- Aminas aromáticas y colorantes azoicos.
- Nitrosaminas y aminas.
- Asbesto.
- Cloruro de vinilo.
- Sacarina (cáncer de vejiga).
- Ciclamatos.
- Otras.

AGENTES CARCINÓGENOS POR RADIACIÓN

La energía radiante, sea en forma de luz ultravioleta del sol o como radiación ionizante electromagnética o de partículas, puede transformar todos los tipos celulares e inducir neoplasias o tumores en ellos.

La luz ultravioleta está implicada de forma clara en los cánceres de piel, y las radiaciones de origen médico (como los rayos X), o las producidas por las bombas atómicas, también pueden producir cánceres.

Los *rayos ultravioletas,* procedentes del sol inducen un aumento en la incidencia de cáncer de piel de todos los tipos celulares. El riesgo dependerá del tipo de rayos ultravioletas, de la intensidad de la exposición, y de la cantidad de melanina protectora que tenga la piel.

La mayor incidencia de este problema estará en personas de piel clara con tendencia a las quemaduras solares y con resistencia a ponerse morenas.

De los diferentes tipos de radiaciones ultravioletas, son los rayos UVB, los que tienen una mayor tendencia a la tumoración, mucha más que los UVA y los UVC.

La *radiación ionizante* también puede provocar importantes daños tumorales.

Ésta puede ser electromagnética (rayos X, o rayos gamma), por partículas (partículas alfa, beta, protones y neutrones); todas son carcinógenas.

La evidencia de que estas radiaciones producen cáncer se encuentra a lo largo de la historia en numerosos ejemplos. Sin ir más lejos, se puede ver la importante incidencia de tumores después de la explosión de la bomba atómica en Hiroshima, o tras la catástrofe ambiental de Chernobil.

Los descubridores de los rayos X también murieron de cáncer, así como mineros en contacto con productos radiactivos.

Esta energía radiactiva producirá o afectará fundamentalmente a una serie de tumores concretos y no a otros. Éstos tendrán una serie de características comunes, como es el hecho de tener una importante tasa de crecimiento.

Los tumores más frecuentes son las *leucemias,* seguidos por los cánceres de *tiroides* en personas jóvenes. Después tendríamos los cánceres de mama, pulmón o glándulas salivares.

Son muy poco sensibles a la radiación ionizantes los cánceres de hueso, piel y tubo digestivo.

CARCINOGÉNESIS POR VIRUS

Se ha encontrado que un elevado número de virus son oncogénicos en una amplia variedad de animales, y también en el hombre.

Dentro de estos, destacamos:

• Virus del papiloma humano. Relacionado con cáncer del cuello del útero.

• Virus de Epstein-Barr. Produce algunos tumores de la sangre como el linfoma de Burkitt, linfomas de células B, algunas formas de linfoma de Hodking y carcinoma nasofasringeo de la China.

• Virus de la hepatitis B. Pueden producir cáncer de hígado (Hepato carcinoma).

• Virus de la leucemia de células T humanas.

Para una mayor información acerca de la función de los virus como agentes carcinogénicos, véase nuestro apartado de bibliografía.

CUESTIONARIO

1. **Respecto a los carcinógenos en general, una de las siguientes respuestas es falsa:**
   a) Pueden ser químicos, ionizantes o víricos.
   b) Los carcinógenos químicos pueden ser iniciadores y promotores.
   c) Las radiaciones ionizantes suelen producir sobre todo cáncer de hueso.
   d) El virus de la hepatitis B puede producir hepatocarcinoma.

2. **Respecto a la capacidad de metástasis de las células tumorales, una de las siguientes respuestas es verdadera:**
   a) Todos los tumores tanto malignos como benignos metastatizan.
   b) Todos los tumores metastatizan por vía .linfática
   c) Es necesario que logren esquivar al sistema inmune.
   d) Nunca invaden los vasos sanguíneos.

3. **Respecto a la apoptosis, una de las siguientes es falsa:**
   a) El término significa muerte celular programada.
   b) Es uno de los mecanismos utilizados para limitar el desarrollo tumoral.
   c) Se utiliza para favorecer el desarrollo tumoral
   d) El organismo lo utiliza para otras funciones, no para protegernos del desarrollo tumoral.

PREVENCIÓN Y DETECCIÓN PRECOZ DEL CÁNCER

El conocimiento exhaustivo de la manera más adecuada de prevención y detección de los procesos neoplásicos antes de que éstos se manifiesten clínicamente, es un proceso en expansión.

El reciente conocimiento de las nuevas tecnologías de biología celular y de genética nos permitirá conocer, previamente a su manifestación, la susceptibilidad individual a padecer un determinado tipo de cáncer.

Pero este todavía es un método de actuación que no se contempla en la práctica clínica habitual, siendo necesario aún unos años para que esto termine por llevarse a cabo.

Sin embargo, sí es posible hoy día actuar de manera activa en la prevención del cáncer.

Existen dos formas fundamentales a la hora de prevenir el cáncer.

Por un lado, tendremos la prevención llamada *primaria*. Este tipo de prevención consiste en los medios que se deben poner para evitar los factores de riesgo que evitan una determinada enfermedad, en este caso el cáncer.

Se asume, por tanto, que aún no se padece la enfermedad, y es el tipo de intervención más rentable, ya que se evitará padecer la enfermedad, y no luchar contra ella.

La intervención precoz en este sentido es esencial y debería ser promovida por los gobiernos, en el seno de programas de prevención bien organizados.

En el caso concreto del cáncer, la prevención precoz debería abarcar tanto la reducción de los principales factores de riesgo para el mismo, como son *el tabaco, la dieta, y la exposición al sol*, así como la no exposición a los demás agentes químicos, físicos y biológicos expuestos en anteriores capítulos.

Pero aparte de esto, sería adecuado, y en muchos casos ya se está haciendo, intervenir en los procesos de iniciación y promoción del cáncer (como se dijo anteriormente, el cáncer es un proceso activo y consecutivo en varias etapas), a través de un conjunto de agentes farmacológicos, los cuales tendrían por fin interrumpir los procesos cancerígenos de manera adecuada.

Como deciamos antes, la intervención sobre los factores de riesgo ha de ser una actividad esencial de los gobiernos, en el objetivo de sus políticas de salud pública.

Se ha de luchar con fuerza ante factores claros de producción de tumores como es el tabaco. Se han de diseñar las estrategias adecuadas, y utilizar todos los medios al alcance.

La eduacación escolar, en la medida que se pueda, es uno de los pilares esenciales en esta lucha.

Se ha de utilizar al profesorado y a los padres como principales agentes de educación sanitaria.

También las campañas en los medios de comunicación de masas tendrán un efecto sustancial, tanto en la prensa como en los medios audiovisuales.

Por último, el médico, como agente de salud que es, debería recordar en sus intervenciones la necesidad de cambiar determinados hábitos de conducta, derivantes en una menor susceptibilidad de padecer un determinado proceso cancerígeno.

Mientras tanto, la prevención *secundaria,* consiste en las mediadas destinadas a conseguir un diagnóstico temprano de la enfermedad, antes de que ésta halla producido sintomatología, y por tanto antes de que halla alcanzado un grado de desarrollo que conlleve una difícil actuación terapéutica.

La prevención secundaria es importante, ya que aunque no impide la producción del tumor, si conseguirá localizarlo a tiempo, y esto acarreará sustanciales beneficios, ya que muchas veces el tumor se encontrará en un proceso de evolución favorable al tratamiento.

Actualmente, gran parte del caballo de batalla en la lucha contra el cáncer radica en una buena prevención secundaria.

Sin embargo, no todos los tumores poseen las características adecuadas para que se pueda realizar en ellos una buena actuación secundaria.

Posteriormente profundizaremos en estas cuestiones, y en los tests (denominados tets de *screening*) utilizados para el diagnóstico precoz de los tumores.

Dentro de los dos apartados descritos, comenzaremos por analizar las principales medidas de prevención primaria y secundaria, comenzando por la primera.

PREVENCIÓN PRIMARIA

DEJAR DE FUMAR

El tabaco es en la actualidad el principal factor de riesgo para una gran variedad de tumores.

Entre ellos, y con enorme diferencia respecto al resto, destaca el cáncer de *pulmón*, una gran variedad de los cuales es explicado por este hábito.

Otros tumores que incluyen su ámbito de acción serían el cáncer de la cavidad oral, orofaringe y laringe, así como el de vejiga urinaria.

Además de ser el promotor de estos tipos de tumores, de gran mortalidad, sobre todo del de pulmón, el tabaco jugará también un papel decisivo en la producción de enfermedad cardiovascular, sobre todo de anginas de pecho y de infartos de miocardio.

Por tanto, sumando el número de muertes producidas por el cáncer a las producidas por la cardiopatía isquémica, podemos asegurar que el tabaco es con diferencia la causa prevenible de enfermedad más importante que existe en la actualidad.

El abandono del hábito de fumar pueden salvar y prolongar más vidas que cualquier otra actividad de salud pública.

Se calcula que 450.000 personas aproximadamente mueren al año de manera prematura debido al consumo de cigarrillos.

Otro dato escalofriante es que una de cada tres personas en el mundo mueren por enfermedades que dependen directamente del consumo de cigarrillos.

Esto nos da un índice, y eleva a algunos grados la importancia de no comenzar a fumar, y en caso de haberlo hecho, la importancia de dejarlo de manera inminente.

El tabaco presenta un riesgo acumulado respecto a la producción de enfermedad.

Esto quiere decir que una vez que se abandona el hábito, la probabilidad de que aparezca enfermedad continúa durante un cierto tiempo, y por supuesto no desaparece inmediatamente.

Sin embargo, es cierto que la probabilidad de que ocurran esos eventos irá disminuyendo a la vez que va aumentando el número de años desde el abandono del hábito.

Al dejar de fumar se produce una lenta reducción de la mortalidad. Los niveles de reducción de esta mortalidad no alcanzan las cifras basales de los no fumadores hasta los 20 o 30 años de abstinencia.

El riesgo de cáncer de pulmón o de laringe comienza a descender al año o a los dos años de dejar de fumar, pero el grado y velocidad de este descenso varía con la intensidad y duración de la exposición al tabaco.

Por ejemplo, los antiguos fumadores, aun tras una abstinencia de 20 o 30 años tienen un riesgo de cáncer de pulmón ligeramente elevado, lo que supone, no obstante, una mejoría sustancial respecto al riesgo relativo de los fumadores, que es entre 10 y 20 veces superior.

La reducción del riesgo de infarto de miocardio es mucho más rápida; comienza al año, pero no alcanza los niveles de los no fumadores hasta los 5 a 20 años.

Parece ser que los cigarrillos con filtro tienen un riesgo de cáncer de pulmón de entre un 30 y un 50 por 100 menor que los fumadores de cigarrillos clásicos.

Pero a pesar de todos estos inventos, el cigarrillo más sano es el que no se fuma.

El tabaco no sólo afecta a los fumadores activos, sino que también puede influir en los acompañentes (fumadores pasivos).

A este respecto, se ha ido haciendo cada vez más claro que la inhalación de aire contaminado por humo de tabaco es perjudicial para la salud.

El humo del tabaco que flota en el ambiente proviene tanto del humo que sale directamente del cigarrillo, entre las caladas, como del humo que se exhala.

Evidentemente la intensidad de aire inhalado pasivamente dependerá de muchos factores, como el volumen de aire de la habitación, el número de fumadores activos que existan en ese momento, el grado de ventilación y de renovación del aire, así como de la duración de la exposición.

El fumador pasivo tiene un riesgo de padecer cáncer de pulmón 1,5 más elevado que aquellas personas que no lo son.

También existe un cierto riesgo de aumento, aunque menos importante, de enfermedades cardiovasculares, en concreto de infarto de miocardio, y un aumento del número de enfermedades pulmonares en lactantes y en niños pequeños hijos de padres fumadores.

El tabaco produce su letal función a través de una serie de sustancias presentes en su composición:

- Hidrocarburos policíclicos.
- Betanaftilamina.
- Nitrosaminas.
- Amoniaco.
- Nitrosaminas.
- Monóxido de carbono.
- Nicotina.
- Otros.

Se calcula que un fumador de tabaco más o menos importante, inhala esta potente combinación de sustancias nocivas unas 70.000 veces al año, lo que nos da una idea del gran riesgo de enfermedad que pueden correr estos sujetos.

Por todo lo dicho anteriormente, el tabaco supone un grandísimo problema de salud pública, y es necesario luchar firmemente contra él.

Es necesario comenzar la verdadera información acerca de su letalidad en los colegios, cuando el individuo es joven, dócil, y aún no ha comenzado la ingesta del producto.

La otra parte fundamental, por supuesto muy complicada, es el proceso de deshabituación, proceso problemático.

Solamente un porcentaje muy pequeño de las personas que fuman consiguen deshabituarse por sus propios medios.

Son innumerables los adictos que intenter dejar el hábito y que por diferentes motivos no lo consiguen.

Son sobre todo aquellos individuos que consumen una media al día de más de 25 cigarrillos los que presentarán más problemas. Para este tipo de adictos, muy importantes, sería necesario realizar un programa especial de ayuda. Éstos consisten en una terapia con medicamentos compensada con un programa de ayuda psicológica, mediante una serie de entrevistas personales con el médico o psicólogo tendentes a potenciar y autoafirmar al paciente en su decisión, venciendo los posibles problemas que pudiesen aparecer durante la deshabituación.

Existen algunos productos farmacéuticos muy utilizados en el manejo de este problema, los cuales se vienen utilizando desde hace bastante tiempo con una eficacia variable, pero nunca absoluta.

Estos productos sólo serán válidos en personas que tengan una decisión firme respecto a dejar de fumar, y generalmente unida a la ayuda psicólogica.

Una vez logrados estos dos puntos fundamentales, sería preciso utilizar algunos medicamentos.

Entre ellos tenemos los parches de nicotina, o algunas sustancias de nueva aparición como el Bupropión, un antidepresivo capaz de disminuir la necesidad de consumir tabaco, y que está consiguiendo en personas decididas una tasa de abandono de más del 30 por 100, cifra hasta ahora no conseguida por ningún otro producto en el mercado.

MODIFICACIONES EN LA DIETA

Existe una gran preocupación en el mundo científico y político sobre la posibilidad de que lo que comemos, o lo que nos negamos a comer contribuya al desarrollo del cáncer.

Por ejemplo, el cáncer de estómago es cinco veces más frecuente en Japón que en los Estados Unidos, mientras que con el cáncer de colon sucede lo contrario.

Estos cambios en cuanto a las frecuencias de aparición de estos dos tipos de cánceres, se explican por la dieta. Aparte de estas observaciones, también en el laboratorio se ha conseguido probar que determinados componentes de los alimentos pueden provocar cáncer.

Hay tres aspectos en la dieta que pueden ser relevantes a la hora de justificar y explicar el origen cancerígeno de algunos alimentos:

• Es posible que algunos alimentos tengan dentro de su composición algunas sustancias cancerígenas

• Que las sustancias cancerígenas no estén en la propia dieta, sino que ésta contenga determinadas sustancias que una vez en el interior del organismo se conviertan en cancerígenas.

• Que determinados tipos de dietas contengan algunas sustancias protectoras frente a determinados cánceres, de manera que la ausencia de consumo de estas dietas eliminará esos factores de protección y por ende aumentará la incidencia de tumores.

Algunas sustancias, como las *aflatoxinas*, están presentes en ciertos alimentos, y diferentes compuestos procedentes de carnes asadas y ahumados de pescados, como los hidrocarburos aromáticos, podrían producir cáncer.

Existen algunas sospechas de que determinados edulcorantes artificiales como la sacarina y los ciclamatos estén implicados en la aparición de cáncer.

Algunas sustancias procedentes de las proteinas de las dietas (fundamentalmente de las carnes), pueden ser modificadas en el interior del organismo, produciendo unas sustancias denominadas *nitrosaminas*, las cuales pueden estar implicadas en la produción de cánceres de estómago y de colon.

El cáncer de mama, una de los más importantes causas de mortalidad de la mujer, puede verse favorecido por determinadas proteinas existentes en las carnes de las dietas, así como por la obesidad (cuando los niveles de grasa en la dieta son elevados).

Las dietas pobres en fibras y ricas en grasas se han asociado a la producción de cáncer de colon. Diferentes explicaciones se han utilizado para ello.

Las más válidas afirman que el aumento de las grasas en la dieta produciría un incremento de determinadas sustancias en la alimentación, como por ejemplo los ácidos biliares, los cuales podrían jugar un papel en la carcinogénesis.

Por otro lado, los alimentos ricos en fibras podrían jugar un papel protector, ya que la fibra aumenta el paso rápido de las heces por el intestino, lo que redunda en que los posibles agentes cancerígenos estén menos tiempo en contacto con el colon;

asimismo, las fibras podrían neutralizar a los posibles agentes cancerígenos, impidiendo así su función.

Una forma sencilla en que un individuo puede modificar su dieta y disminuir la cantidad de grasa y aumentar la de fibra, consistiría en consumir al menos de cinco a nueve raciones de frutas y de vegetales al día.

Este procedimiento podría disminuir el riesgo de cáncer de colon y posiblemente reduzca el riesgo de cánceres de mama, de endometrio (útero), y el de próstata.

Esta dieta, además, podría disminuir el riesgo de enfermedad cardiaca.

Algo que ha estado muy en el candelero, pero que finalmente no se ha demostrado que proteja contra la formación de tumores, es el empleo en la dieta de vitaminas y minerales. Parece ser que los datos científicos no apoyan que el empleo de vitaminas como la A o la E reduzca el riesgo de cáncer.

EVITAR LA EXPOSICIÓN AL SOL

Parece ser que la exposición a los rayos del sol podría tener relación con el cáncer de piel. Y no solamente los melanomas serían los perjudicados por esta exposición, sino que los otros tumores malignos de la piel (basocelular y espinocelular), también podrían estar afectados.

El peligro del sol, no solo radica en la toma continua del mismo, sino que toda exposición importante, aunque sea intermitente, también jugaría un importante papel en el problema.

Las quemaduras solares, especialmente en la infancia y en la adolescencia, se asocian con un mayor número de melanomas en la etapa adulta.

La reducción de la exposición al sol mediante el uso de ropa protectora y el cambio en el tipo de actividades al aire libre se han utilizado como manera de reducir el cáncer de piel.

Asimismo, el uso de filtros solares, como las cremas bronceadoras, proporcionan cierto grado de protección, pero aún no se ha establecido su cuantía.

Con respecto al cáncer de piel, sobre todo los melanomas, un manera muy eficaz de prevención sería la autoexploración, en el sentido de que aquellas lesiones tendentes a producirlo pueden presentar cambios que harían sospechar, como el cambio de textura, dolor, sangrado, aumento del tamaño o cambio del color de las lesiones previas de la piel.

QUIMIOPROFILAXIS

Como dijimos en el anterior capítulo, el proceso de la carcinogénesis es un proceso secuencial, inicialmente originado en una mutación genética, generalmente iniciado a partir de la acción de unas sustancias o agentes ambientales, dispuestos a producir alteraciones en células predispuestas inicialmente.

Algunas de estas sustancias inician el proceso de la alteración genética, y otras lo continúan. A éstas se las denomina promotores.

A raíz de todos estos nuevos conocimientos sobre el cáncer, se sugirió la posibilidad de que aplicando determinadas sustancias químicas, bien naturales o bien creadas en el laboratorio, se conseguiría frenar el inicio de estas alteraciones genéticas, y por añadidura del proceso cancerígeno.

Actualmente aún no se han conseguido resultados absolutamente satisfactorios al respecto, pero no cabe duda de que es posible conseguirlos en el futuro.

De todas formas, en la actualidad existen algunas sustancias, fundamentalmente agentes hormonales que se pueden utilizar para lograr estas funciones.

En la actualidad se están realizando una serie de estudios que se irán completando en el transcurso de pocos años, los cuales nos darán la clave en cuanto a la utilidad de estos agentes químicos.

Todos estos ensayos requieren un tiempo de ejecución amplio y deben realizarse con el máximo cuidado.

Pero como decimos, existen en la actualidad, y ya utilizados en la práctica clínica, algunas sustancias, la mayoría de las cuales son hormonas, que sirven para conseguir ralentizar o neutralizar el proceso de la carcinogénesis.

Estas sustancias se han venido utilizando para la prevención de diversos tumores.

El cáncer de próstata, por poner un ejemplo, se ve favorecido por una sustancia denominada *finasteride*, la cual impedirá la progresión desde una hipertrofia (aumento del tamaño) benigna de la próstata, hasta un cáncer de próstata.

El cáncer de mama se ve favorecido en muchas ocasiones por el aumento de los estrógenos en la sangre, la utilización de una sustancia denominada tamoxifeno reduce la incidencia de nuevos cánceres en la mama no afectada en una de cada tres mujeres afectadas por un cáncer de estas características.

Otra sustancia curiosa en cuanto a los resultados que produce es el ácido 13-cis retinoico.

Se ha visto que en personas que han sido consumidoras de grandes cantidades de tabaco, existe un riesgo muy elevado de padecer tanto cáncer epidermoide de pulmón como cánceres de esófago de cabeza y del cuello.

El hecho de padecer un tumor epidermoide de alguna de estas localizaciones puede aumentar a su vez el riesgo de padecer otro de los tumores dichos anteriormente (aumenta esta posibilidad en aproximadamente un 5 por 100).

Se ha comprobado que en aquellas personas que ya han padecido un cáncer epidermoide, la utilización de este ácido 13-cis retinoico puede reducir la incidencia de segundos tumores primarios para pacientes sometidos a tratamiento local por algunos cánceres, como el de cabeza y cuello.

Este mismo ácido se ha utilizado para hacer que algunas lesiones precancerígenas evolucionen posteriormente a cáncer.

Existe una lesión en la cavidad oral (boca), denominada *leucoplasia oral,* la cual se da en pacientes fumadores y que puede desaparecer tras la utilización de este fármaco.

El cáncer de colon también puede verse beneficiado por la quimioprevención.

Se sabe que el cáncer de colon es, como los demás, un proceso secuencial, con lesiones precancerosas, que en general derivan con posterioridad en cáncer de colon.

Una de estas lesiones, a partir de las cuales se derivan, son los pólipos. Se ha visto que el tratamiento con sustancias del tipo de la *aspirina,* unida a una dieta rica en *calcio,* puede impedir la formación de estos tumores, a la vez que prevenir la progresión de estos polipos adenomatosos hacia el cáncer de colon.

Por último, y para finalizar este breve comentario sobre el tema, decir que existe la posibilidad de utilizar ciertas vacunas para prevenir el cáncer.

Algunas son de sobra conocidas y muy empleadas, por ejemplo por el personal sanitario. Éste es el caso de la vacuna de la hepatitis B, la cual puede garantizar una importante prevención sobre el virus de la hepatitis B y así evitar la produción de un hepatocarcinoma (cáncer de hígado) como consecuencia de una hepatitis B crónica.

En la actualidad no se usan, –aunque se está investigando en ello y probablemente se utilicen en un futuro– las vacunas del papiloma humano (responsable entre otras cosas del cáncer del cuello del útero), así como de la vacuna contra el *helicobacter pylori* (responsable en ocasiones del cáncer de estómago).

PREVENCIÓN SECUNDARIA. DETECCIÓN SELECTIVA DEL CÁNCER

La detección selectiva del cáncer consiste en la realización de una serie de pruebas o procedimientos que tienen como fin detectar un cáncer incipiente (en sus estadios iniciales) antes de que éste sea clínicamente sintomático.

Las técnicas de detección selectivas pueden llegar a producir un claro descenso en la mortalidad secundaria al cáncer, ya que si son bien aplicadas se puede detectar el proceso cancerígeno cuando todavía es posible realizar intervenciones curativas.

Por ello es posible decir que la detección selectiva salva vidas.

Conviene destacar que estas pruebas no han de realizarse de manera indiscriminada.

La realización indiscriminada de dichas pruebas no sólo no reportan beneficio, sino que podría ser perjudicial, a la vez que cara e innecesaria.

Básicamente consisten en un conjunto de procedimientos que han de cumplir varias condiciones.

En primer lugar, han de aplicarse a los grupos adecuados, es decir, a los grupos de riesgo para un determinado tipo de tumor.

En segundo lugar, deben ser fáciles de realizar, sencillas y relativamente rápidas, y por último han de ser baratas, ya que procedimientos de detección selectiva muy caros no serían viables para ser realizados a grandes poblaciones.

Una vez que estas pruebas han sido aplicadas a los grupos correctos, y han resultado positivas, es necesario comenzar el estudio del posible tumor, teniendo en cuenta que ya entonces sí se deben utilizar otras técnicas más invasivas, llegando hasta el diagnóstico final mediante la biopsia para la obtención de muestras y su posterior análisis por el microscopio (análisis anatomopatológico), que será el que nos dé el diagnóstico definitivo.

Por todo ello es importante reseñar que las pruebas han de tener una serie de cualidades innatas a ellas, y realizarse en poblaciones en las que la probabilidad dé padecer ese tumor son muy altas.

La prinicipal característica que ha de tener una intervención de este tipo es la especificidad, es decir, que si la prueba dice que no hay tumor, es que no lo hay.

Nos podemos permitir el lujo de aun siendo positiva, luego, con las diferentes pruebas invasivas, llevarnos la grata sorpresa de que la enfermedad no esté presente.

Sin embargo, sería imperdonable en una prueba de este tipo dar como negativo el resultado y posteriormente darnos cuenta de que el tumor estaba allí.

Por tanto, la especificidad, es la cualidad que deben cumplir todas estas pruebas, añadidas a las ya expuestas anteriormente.

Hemos hablado de las grandes ventajas de las pruebas de detección bien hechas, pero para que sean rentables, es necesario no sólo que consigan detectar el cáncer precozmente, sino que esta detección precoz nos produzca beneficios, esto es, que el tratamiento aplicado precozmente aporte mejoría respecto del tratamiento realizado tardíamente.

Esto que parece tan obvio no siempre es así, ya que en algunos tumores el tratamiento es igual de eficaz o de ineficaz aplicado en los estadios precoces como en los estadios más avanzados.

Si el tratamiento no difiere, entonces las pruebas de detección (también llamadas pruebas de *screening*) no servirán para nada.

Aparte de las pruebas diagnósticas de *screening* que se aplican actualmente en la práctica médica corriente, existe la posibilidad, ya en algunos tumores, y dentro de no mucho tiempo en otros varios, de relizar una tipología genética que permita la detección de aquellas personas que tienen susceptibilidad de padecer algún tipo concreto de cáncer.

Estas pruebas de detección genética sólo se deberán realizar en el caso de personas pertenecientes a grupos de alto riesgo de padecer un determinado tipo de cáncer, y que, además, este cáncer tenga un origen genético ya conocido.

Para que una prueba de *screening* sea válida es necesario ante todo que disminuya la mortalidad.

Esto quiere decir que se haya comprobado claramente que el grupo de personas a las que se les realiza un examen de *screening*, comparado con otros a los que no se le han realizado, viven durante más tiempo.

Ésta es es la única premisa válida para cotemplar la realización de tales pruebas.

Si esta premisa no se cumple, aunque la prueba consiga detectar un cáncer precozmente, no servirá de nada, ya que no aumentará la supervivencia, que a la postre es lo que interesa.

En este sentido, únicamente servirá para dar a conocer al individuo, mucho antes de que se manifieste, la presencia de un tumor, pero a la postre sólo le acarreará más sufrimiento (ya que el paciente vivirá con la obsesión continua de tener una enfermedad incurable) sin que por ello se aumente el número de años de supervivencia.

¿A qué grupos han de realizarseles estas pruebas de *screening*?

Los tests de *screening* han de realizarse principalmente a grupos que cumplan ciertos criterios de edad, a partir de los cuales la incidencia y probabilidad de un determinado tumor estén aumentados.

Se puede decir que también se pueden considerar otros grupos de riesgo no sólo modificados por la edad.

Estos grupos pueden verse determinados por otros factores que luego se verán.

A continuación veremos los tipos de tumores que más se benefician de las pruebas de *screening*.

CÁNCER DE MAMA

El cáncer de mama es uno de los tumores más agradecidos en cuanto a los beneficios de su detección precoz.

Se calcula que, aproximadamente, se ha disminuido la mortalidad un tercio desde que se realizan las pruebas de detección de manera regular.

Existen dos claras intervenciones útiles a este respecto. Por un lado la autoexploración mamaria, y por otro, la mamografía.

La autoexploración mamaria es una intervención muy sencilla que puede ser realizada por la propia paciente, o bien por el médico.

Consiste en la palpación de toda la mama realizada de manera meticulosa, y por cuadrantes, con el fin de detectar la presencia de zonas de más dureza o incluso de nódulos (zonas duras y redondeadas), las cuales podrían ser el origen de un tumor mamario. La exploración habrá de ser cuidadosa y realizada circularmente con la punta de los dedos.

En caso de encontrar la menor anormalidad, deberá ser puesta en conocimiento del médico a la menor brevedad posible.

Pero la verdadera prueba que ha conseguido detectar con claridad el estadio precoz del cáncer de mama es la mamografía.

Consiste en la detección mediante una radiografía de la mama de zonas compatibles con un tumor.

Esto es muy útil ya que la fiabilidad de esta prueba es muy alta. Si se consiguen detectar zonas compatibles con tumores, el siguiente paso a realizar sería pinchar la zona y tomar una muestra para la realización de una biposia que confirme el tumor.

El verdadero caballo de batalla radica en saber a partir de qué grupo de edad es conveniente realizar de manera rutinaria mamografías.

Sin contar a aquellas pacientes que presentan antecendentes familiares de cáncer de mama, y que por tanto son más susceptibles a padecerlos, la realización de la mamografía debería realizarse cada dos años en mujeres de entre 40 y 49 años, y de manera anual en mujeres mayores de 50.

En mujeres con antecedentes de cáncer de mama en familiares directos, el comienzo de la realización de mamografías debería ser más precoz.

CÁNCER DE CÉRVIX (CUELLO DEL ÚTERO)

El carcinoma de cérvix uterino es un tipo de tumor que aparecerá con más frecuencia en las mujeres que han iniciado su actividad sexual.

La actividad sexual favorece claramente la aparición de este tipo de tumor.

Existe una técnica de detección precoz que ha conseguido, al igual que en el cáncer de mama, reducir la mortalidad por este tipo de tumor en un tercio.

Esta técnica de tinción es llamada de Papanicolau (en memoria del médico griego que la descubrió).

Consiste en la tinción de un cepillado que se realiza en el cuello del útero, y que es capaz de determinar la presencia de células diferenciadas a partir de las cuales se pueden realizar técnicas más invasivas, como la toma de biopsias de la zona para llegar a confirmar el diagnóstico.

Se puede comenzar a realizar esta técnica a partir de los 18 años, o bien a partir del comienzo de la actividad sexual de la mujer.

Se deberá realizar desde el comienzo de las relaciones una vez al año durante tres años, y luego generalmente una vez cada tres años, hasta los 65.

CÁNCER DE COLON

Otro de los cánceres que claramente se benefician de un diagnóstico precoz es el de colon.

Como en los otros tipos de tumores descritos anteriormente, el cáncer de colon presenta varias técnicas de detección que han demostrado utilidad.

La primera de ellas es la detección selectiva de sangre oculta en las heces.

Para explicar este procedimiento diremos que gran parte de los tumores del colon tienen propensión a sangrar.

Este sangrado puede ser continuo pero muy poco abundante, lo que hace que aparentemente las heces sean de un color normal, sin evidencia clara de sangre en las mismas.

Esto lleva como resultado que si nosotros, por medios químicos, determinamos la población que posee sangre oculta, tendremos entre todas las causas posibles al cáncer de colon, en cuyo caso estaría claramente justificado el realizar pruebas más invasivas como la colonoscopia con toma de biopsias si se encontrase la causa fundamental.

Se ha propuesto que esta prueba se realice anualmente a personas de 50 años o más. El principal *handicap* es que presenta una tasa de falsos positivos relativamente elevada, es decir, en algunos casos en que se encuentran resultados positivos no existe ninguna enfermedad que lo justifique. Se sabe que el 10 por 100 de las personas que presentan sangre oculta en heces sufren un cáncer de colon, y que del 20 al 30 por 100 de las mismas presentan un adenoma colónico, que es un tumor benigno que con el tiempo puede evolucionar a un tumor maligno.

La otra prueba indicada para el diagnóstico precoz del cáncer de colon es la rectosigmoidoscopia.

Esta prueba utiliza un tubo flexible, y adquiere su máxima competencia cuando puede observar la pared del colon a 60 cm de distancia.

Esta prueba se debería realizar en los individuos mayores de 50 años al menos cada 3 o 5 años.

Aunque se ha establecido que la edad ideal para la realización de pruebas es de 50 años o más, existen una serie de sujetos que por presentar una serie de enfermedades predisponentes, o porque simplemente tienen antecedentes familiares de enfermedad colónica maligna, en los cuales está indicada la realización de una colonoscopia como *screening* en edades más precoces de la vida.

CÁNCER DE PIEL

El cáncer de piel, que incluye tanto el carcinoma basocelular, como al espinocelular y al melanoma maligno, puede beneficiarse de la autoexploración como principal medio de detección precoz.

Se recomienda que al menos una vez al año se realice una revisión completa de la piel en busca de aquellos estigmas que pudieran revelar la presencia de una enfermedad maligna.

También la observación cuidadosa en busca de cambios en los lunares, tales como modificación de tamaño, textura, color o forma, pudieran revelar el crecimiento o la malignización de los mismos, lo que debería ser puesto en conocimiento de un dermatólogo.

CÁNCER DE PULMÓN

El cáncer de pulmón es uno de los cánceres que presentan una mayor mortalidad.

Se han intentado establecer pruebas que nos den un diagnóstico precoz del mismo, sin embargo no se han obtenido grandes beneficios, ya que ni la realización de una radiografía de tórax que pudiese detectar imágenes de tumor de carácter precoz, ni la obtención de una muestra de esputo han demostrado mejorías en la supervivencia.

En la actualidad no se aconsejan ninguna de estas dos pruebas como *screening* poblacional en la detección precoz del cáncer de pulmón.

CÁNCER DE OVARIO

Este tipo de tumor es uno de los que mayores tasas de mortalidad presenta en la mujer.

Tiene la enorme desventaja de que cuando se manifiesta, habitualmente lo hace cuando ya está muy avanzado, generalmente cuando presenta metástasis a distancia.

Por todo ello, este tipo de tumor sería un buen candidato para el diagnóstico precoz, y es seguro que los pacientes se beneficiarían mucho de ello.

Sin embargo, las técnicas al uso no han demostrado demasiada utilidad, por lo que salvo en personas con muchos factores de riesgo, no se suelen realizar pruebas de *screening*.

De las pruebas más frecuentemente utilizadas, destacan la ecografía transvaginal, la cual puede ver los ovarios y determinar si existe algún tipo de crecimiento en los mismos compatible con un tumor, o bien una determinación de laboratorio denominada CA 125, la cual suele estar elevada en los tumores ováricos.

El uso de CA 125 suscita controversia, ya que se ha visto que suele estar elevada en muchas mujeres a pesar de no presentar un tumor en el ovario.

Esto podría conducirnos a realizar una serie de pruebas diagnósticas invasivas a personas que no las necesitan, y esto en una gran cantidad de casos.

Por todo ello parece que no está indicado la realización de *screening* con CA 125 de manera general a las mujeres, y que solamente se les debería realizar a aquellas pertenecientes a familias con cánceres de ovario genéticos.

CÁNCER DE PRÓSTATA

El cáncer de próstata puede beneficiarse de los medios de diagnóstico precoz. Este tumor suele elevar los niveles de un marcador denominado PSA (antígeno prostático específico).

Cuando este marcador se presenta por encima de unas cifras, es muy sugerente de tumor prostático maligno, y el paciente se beneficiará de una ecografía prostática con toma de biopsias.

Esta determinación se recomienda anualmente en varones a partir de los 50 años.

CUESTIONARIO

1. **Respecto a las pruebas de *screening* una de las siguientes es correcta:**
   a) No son casi nunca efectivas.
   b) Siempre que se realizan se detecta el tumor que buscamos
   c) Se deben utilizar en la detección de cánceres en los que esté demostrado que su detección precoz aumenta la supervivencia.
   d) Deben ser costosas y dificultosas.

2. **Respecto a la prevención primaria una es correcta:**
   a) Consiste en curar el cáncer.
   b) Consiste en detectar precozmente el cáncer.
   c) Consiste en prevenir en la medida de lo posible la aparición de un tumor, mediante una serie de medidas útiles.
   d) Consiste en utilizar medicamentos para evitar la metástasis primaria del tumor.

3. **Respecto a la prevención secundaria una de las siguientes cuestiones es falsa:**
   a) Consiste en tomar medidas de precaución para evitar el cáncer.
   b) Suelen realizarse mediante tets de *screening*.
   c) Sirven para detectar precozmente la presencia de un tumor cuando todavía es asintomático, con el fin de realizar un tratamiento eficaz en sus primeros estadios.
   d) No se pueden realizar en todo tipo de tumores, sino en algunos previamente seleccionados.

4. **Respecto al tabaco una de las siguientes respuestas es correcta:**
   a) No está relacionado con el cáncer.
   b) No está relacionado con las enfermedades cardiacas.
   c) Dejar de fumar disminuye el riesgo de cáncer de pulmón.
   d) Dejar de fumar disminuye el riesgo de cáncer de hueso.

SITUACIONES DE URGENCIA EN PACIENTES CON CÁNCER

El cáncer suele definirse como una enfermedad muchas veces mortal pero de evolución más o menos prolongada, según el tipo de tumor, pero que puede verse alterada por diferentes circunstancia que constituirán verdaderas urgencias médicas.

El desarrollo normal de un tumor puede conducir a la muerte, pero sus complicaciones más o menos rápidas empeorarán la calidad de vida del paciente, siendo algunas de ellas tan graves que pueden acelerar el curso clínico e incluso conducir rápidamente a la muerte.

Entre las diferentes complicaciones llamadas urgentes cabe destacar las producidas por tres causas fundamentales:

- Las derivadas de la obstrucción o compresión de algún organo por parte de la masa tumoral. En este caso, al crecer el tumor de manera importante, puede obstruir o comprometer la función de los órganos que se encuentren cercanos.

- Las producidas por algunas sustancias que sean liberadas por el tumor y que produzcan desequilibrios en algunos de los componentes de la sangre.

- Por los efectos secundarios (complicaciones) de algunos de los medicamentos usados para tratar el cáncer.

Al respecto, sólo decir que los medicamentos utilizados contra el cáncer, dada su potencia, se encuentran dentro del grupo de medicamentos con más efectos secundarios que se conocen.

El objetivo de este capítulo de cara a la población en general, y sobre todo para aquellos que posean familiares o amigos que presenten algún tipo de tumor, no es otro que el presentar una idea general de las posibles complicaciones que se pudieran producir en el seno de estas enfermedades, y la manera de reconocer rápidamente aquellos síntomas preocupantes que lleven a realizar una consulta urgente a un médico u oncólogo.

TIPOS DE COMPLICACIONES.

SÍNDROME DE LA VENA CAVA SUPERIOR

De manera rápida diré que la vena cava es una vena de especial importancia ya que se encarga de recoger la sangre de la cabeza, el brazo y los miembros inferiores y llevarla hasta la aurícula derecha.

Se divide en dos ramas. La vena cava superior y la vena cava inferior.

La vena cava superior conduce la sangre desde la cabeza y desde el miembro superior (vehiculadas éstas de forma respectiva por otras venas también importantes).

La vena cava superior llega al corazón pasando por un espacio corporal situado en la cavidad torácica, y denominado MEDIASTINO, lugar por el que pasarán, además de la vena cava superior, otras estructuras (corazón, aorta, ganglios linfáticos, tiroides, algunos nervios etc.).

Algunos tipos de cánceres como el *cáncer de pulmón* (ya que las metástasis de este tumor suelen ir al mediastino), y otros tipos que producen metástasis en este lugar, pueden crecer tanto que lleguen a comprimir (aplastar) tanto la vena cava que impidan la llegada de sangre al corazón, y la acumulación de la misma en los lugares de donde proviene, esto es, en la cabeza y en el miembro superior.

Las personas que presentan este problema suelen ser aquellas que tienen con mayor frecuencia *un cáncer de pulmón.*

Dentro de los que presentan un cáncer de pulmón, el más frecuente de ellos es el llamado *microcítico o de células pequeñas,* seguido por el *carcinoma epidermoide de pulmón.*

En segundo lugar, y después del cáncer de pulmón, estará un tipo especial de cáncer de los ganglios linfáticos denominado *linfoma no hodking.*

Aparte de todos estos tipos principales de cánceres que explicarían el proceso, existe otros tipos de tumores menos frecuentes, y sobre todo de metástasis de otros tumores como el cáncer de mama, el cáncer de esófago y otros.

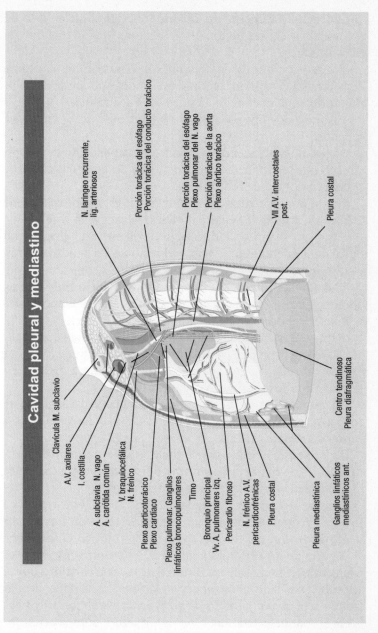

Dibujo anatómico del mediastino.

Independientemente de los tumores, habrá otros tipos de procesos que sin ser tumores, también producirán este tipo de circunstancias.

Por tanto, no todas las personas que posean un síndrome de la vena cava superior tendrán un cáncer, aunque sí la mayoría (aproximadamente un 95 por 100 de los casos).

¿Cómo podemos identificar un síndrome de la vena cava superior?

Las manifestaciones de este síndrome dependerán de la rapidez con que se produzca la obstrucción, y del lugar o la altura de la vena en donde se produzca.

Cuando la obstrucción es muy lenta, el organismo puede utilizar otra serie de venas para llevar la sangre al corazón, de esta manera la única manifestación evidente será el aumento de las venas del torax, u otras, y el resto de los síntomas serán mínimos.

Cuando la obstrucción se produce de manera muy rápida, en poco tiempo, entonces los síntomas serán más importantes y se desarrollará el síndrome completo.

Para comprender los síntomas, simplemente hay que analizar las estructuras que pasan al lado de la vena cava e imaginar lo que ocurrirá si algo que esté comprimiendo a dicha vena también comprime al resto de las estructuras.

La compresión de la propia vena cava puede dar lugar sobre todo a *hinchazón de la cara, los brazos y el cuello, así como la parte superior del tórax.*

La presencia de estos sígnos suele ser muy sugerente de síndrome de la vena cava superior, y por tanto, ante la presencia de esto, se deberá solicitar la asistencia médica.

Como la sangre se acumulará en la cabeza, esto tenderá a producir edema cerebral que se manifestará con *importante dolor de cabeza,* que también deberá ser motivo de consulta.

Aparte de los síntomas anteriores, habra otros secundarios a la compresión de la masa tumoral de otras estructuras que se encuentren al lado, como el nervio laríngeo recurrente, produciendo *ronquera o parálisis de una cuerda vocal, tos, fatiga* etc.

Si la masa afectase a la traquea, entonces se producirá una situación de ahogo.

Vías respiratorias y conducto alimenticio

Vista anatómica del esófago humano y vías respiratorias.

Ésta es la única circunstancia en la que este síndrome se convierte en una verdadera emergencia médica que ponga en peligro la vida. Cuando esto ocurra el tratamiento habrá de ser inmediato.

Si se afecta el esófago (tubo por el que pasan los alimentos desde la boca hasta el estómago), se producirá un estancamiento de la comida, lo que se denomina *disfagia.*

Esto también necesitará un tratamiento rápido para permitir que el individuo se siga alimentando.

¿Qué actitud habremos de tomar para paliar este problema?

Sabemos que la mayor parte de las veces que ocurra, el individuo padecerá un cáncer de pulmón.

Si aún no lo sabemos, deberemos buscarlo. Nunca se tratará sin saber cuál es la causa que lo origina.

En principio, el tratamiento dependerá de la causa que origina el problema.

Si existen pocos síntomas, la actitud más correcta será no tratarlo.

Si los síntomas son muy importantes, se puede tomar una actitud conservadora, elevando la cabeza del paciente, así como dándole una serie de medicinas para que orine (diuréticos), así como *corticoides.*

También se puede utilizar el tratamiento habitual para el del tumor que esté originando el cuadro.

Si el tumor es un *linfoma,* entonces será conveniente y muy efectiva la realización de quimioterapia.

También la quimioterapia irá bien para el cáncer de pulmón denominado de células pequeñas.

La radioterapia no se utilizará para el linfoma, pero se puede utilizar junto a la quimioterapia para el tumor de células pequeñas.

Sin embargo, el tipo de cáncer de pulmón que más se beneficiará de este tratamiento será el carcinoma epidermoide de pulmón. La respuesta al tratamiento variará desde el 60 de 100 de los casos de terapia efectiva, hasta el 80 de 100.

Independientemente de la terapia que finalmente adopte el oncólogo en el tratamiento del problema, los familiares y el propio paciente deben entender que aunque los síntomas de este proceso sean muy espectaculares, sobre todo por la hinchazón de

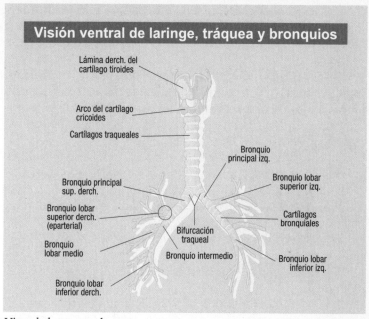

Vista de la traquea humana.

las estructuras ya dichas, en muy pocos casos se habrá de hacer un tratamiento inmediato, ya que no es una urgencia vital (salvo la obstrucción traqueal), y que conviene asegurarse primero de qué tipo de tumor está causando el problema para elegir el tratamiento más adecuado.

DERRAME/TAPONAMIENTO CARDIACO

El derrame pericárdico no es otra cosa que la acumulación de liquido en el pericardio.

El pericardio es una fina telilla o membrana que se encuentra rodeando al corazón. Cuando esa membrana se inflama acumulará líquido y se producirá un derrame pericárdico.

Cuando el derrame es muy grande, o es muy rápido, entonces no permitirá que el corazón se llene adecuadamente de sangre, lo que originará graves problemas físicos que si no se solucinan en

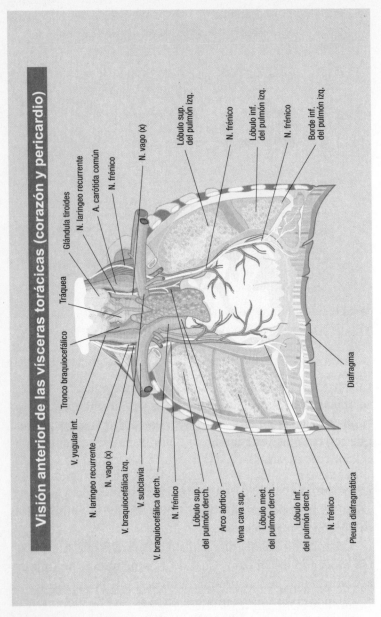

Visión anterior de las vísceras torácicas (corazón y pericardio)

V. yugular int.
Tronco braquiocefálico
Tráquea
Glándula tiroides
N. laríngeo recurrente
A. carótida común
N. frénico
N. vago (x)
Lóbulo sup. del pulmón izq.
N. frénico
Lóbulo inf. del pulmón izq.
N. frénico
Borde inf. del pulmón izq.

N. laríngeo recurrente
N. vago (x)
V. braquiocefálica izq.
V. subclavia
V. braquiocefálica derch.
N. frénico
Lóbulo sup. del pulmón derch.
Arco aórtico
Vena cava sup.
Lóbulo med. del pulmón derch.
Lóbulo inf. del pulmón derch.
N. frénico
Pleura diafragmática
Diafragma

Vista anatómica del corazón y el pericardio humanos.

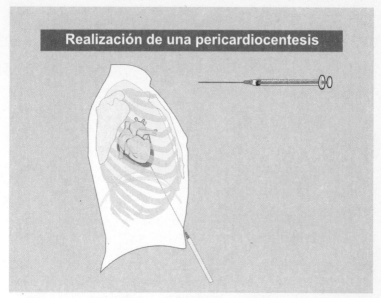

Imagen de la realización de una pericardiocentesis.

un breve período de tiempo pueden conducir a la muerte. A esto se le denomina *taponamiento cardiaco.*

Cuando existen determinados tumores tales como *el cáncer de pulmón, el cáncer de mama, las leucemias y los linfomas,* la posibilidad de que ocurra un problema de este tipo es más alta que con cualquiera de los otros.

Sin embargo, hay que decir que el taponamiento cardiaco no es un proceso muy frecuente como complicación de un cáncer, pero cuando ocurre es una emergencia, *una urgencia vital* que precisará de un tratamiento inmediato so pena de la muerte del paciente.

¿Cómo se pueden presentar, y cómo nos podemos dar cuenta de la presencia de este proceso?

Si solo hay una pequeña cantidad de líquido, entonces puede no haber síntomas o si los hay puede haber dolor de pecho, con alguna dificultad respiratoria.

Si lo que ocurre es un taponamiento cardiaco, los síntomas serán mucho más claros y evidentes, destacando *la fatiga,*

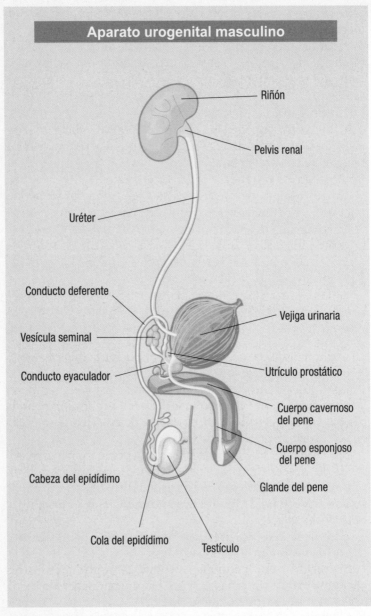

Aparato urogenital masculino

- Riñón
- Pelvis renal
- Uréter
- Conducto deferente
- Vesícula seminal
- Conducto eyaculador
- Vejiga urinaria
- Utrículo prostático
- Cuerpo cavernoso del pene
- Cuerpo esponjoso del pene
- Glande del pene
- Cabeza del epidídimo
- Cola del epidídimo
- Testículo

Imagen anatómica del sistema urinario humano.

la hinchazón de las venas del cuello, del abdomen y de las piernas, así como un gran cansancio.

Cuando esto ocurra, el paciente deberá consultar al médico rápidamente o acudir al servicio de urgencias de su hospital. Esto puede ser muy peligroso, y será necesario el diagnóstico rápido.

Como todos los síntomas descritos anteriormente pueden ocurrir en otras muchas situaciones, el médico deberá emplear otros medios para el diagnóstico, como una buena exploración física, y un *ecocardiograma*.

¿Cuál será el tratamiento más adecuado?

El tratamiento más idóneo dependerá del grado de complicación del derrame. Si hay un taponamiento cardiaco que amenace la vida del paciente, habrá que hacer una incisión en el pericardio y sacar el líquido. A esto se le llama *pericardiocentesis urgente*. Esta maniobra puede salvar la vida del paciente.

Si la vida no está amenazada, entonces será conveniente hacer un tratameinto definitivo mediante una pericardiectomía, que consistirá en quitar un trozo del pericardio para que el líquido que se acumula pueda drenar por ahí, o bien una pericardiectomía completa, que consistirá en quitar todo el pericardio para evitar que el líquido se pueda volver a acumular en su interior.

OBSTRUCCIÓN DE LAS VÍAS URINARIAS

Dentro del capítulo obstructivo, el de las vías urinarias ocupa un lugar destacado.

La obstrucción de vías urinarias implicará que la orina no se pueda eliminar adecuadamente y que se quede retenida antes de su salida.

La retención de orina se realizará en la vejiga urinaria, que es un órgano de forma ovalada y de paredes gruesas que actúa como depósito de este fluido e impide que estemos orinando continuamente.

Cuando la orina queda acumulada, va progresivamente hinchando la vejiga (distendiéndola), hasta un momento en que no cabe más líquido en ella, momento en que se producirá un dolor intenso en la parte inferior del abdomen (lo que se llama hipogástrio), o a ambos lados del mismo. Este problema constituye una urgencia médica inmediata, y se debe resolver con la mayor premura posible.

¿Porqué se produce una obstrucción urinaria en los casos de cáncer?

Las causas son variadas.

En primer lugar existen algunos tumores, como el de próstata, que por encontrarse rodeando a la uretra, al crecer puede obstruirla por completo, situación por lo demás muy común. Algunos tumores de la vejiga que crecen justo por donde se encuentra el orificio de salida del mismo también pueden producir obstrucción. También existen obstrucciones por crecimiento tumoral de otros cánceres no relacionados con el aparato urinario, como el cáncer de colon o el cáncer de cuello del útero.

Todo paciente con cáncer, sobre todo si padece cáncer de próstata o de vejiga urinaria, deberá sospechar esta complicación si permanece sin orinar durante varias horas, y le aparece un dolor en la parte baja del abdomen o a los lados del mismo.

Cuando la obstrucción del flujo de la orina no es agudo sino crónico, entonces es preciso tratar el problema, pero sin necesidad de recurrir a medidas urgentes.

Las causas de la obstrucción crónica serán prácticamente las mismas que las de la obstrucción aguda.

El tratamiento del problema será puentear el obstáculo, es decir superar la obstrucción.

Para ello se pueden utilizar diferentes medios. En ocasiones, la simple colocación de una sonda urinaria pasándole a través de la uretra será suficiente.

En otras ocasiones, sobre todo si la obstrucción se produce a nivel de los uréteres, el problema será más complejo, necesitándose colocar un (stent) intraureteral (un muelle que dilate el uréter), o bien una nefrostomía (permitir la salida del contenido del riñón directamente a la piel).

Cuando la obstrucción se encuentra a nivel de la vejiga de la orina, entonces se debería realizar una salida directamente desde la vejiga hasta la piel, lo que se llama cistostomía.

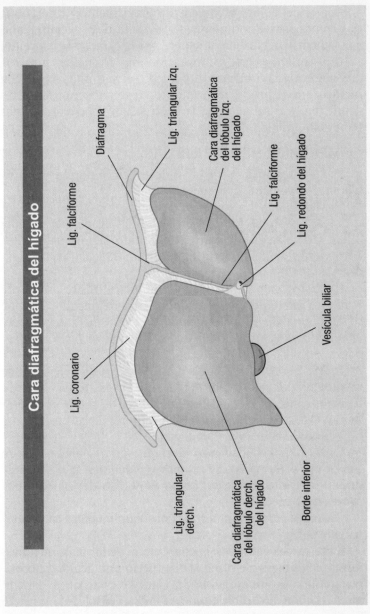

Imagen anatómica del hígado y la vía biliar humanas.

Aparte del dolor, ya comentado previamente, existen otras dos complicaciones fundamentales de la obstrucción, como son la hematuria (salida de sangre por la orina) y la infección.

La infección es una complicación muy frecuente en personas que padecen obtrucción y puede ser tan importante que incluso pueda producir la muerte. Si se encuentra en estas condiciones, la solución de la obstrucción deberá ser lo más temprana posible.

COMPRESIÓN DE LA VÍA BILIAR

La compresión de la vía biliar de origen tumoral es un problema relativamente infrecuente.

La vía biliar es un conjunto de conductos que se encargan de llevar los productos de secreción del hígado a la vesícula biliar, y de ésta al intestino. Este líquido denominado bilis, entre otras funciones, tiene un papel fundamental en la digestión de los alimentos.

La obstrucción dentro de los conductos biliares, se puede realizar a diferentes niveles, tanto dentro del hígado, a lo que se denomina *vía biliar intrahepática,* como fuera del higado, en el conducto colédoco, a lo que se le llama *vía biliar extrahepática.*

Los tumores que se pueden encontrar obstruyendo estos canales pueden ser propios del hígado, metástasis en el hígado de otros cánceres (mayormente el cáncer de colón, el de pulmón o el gástrico o mama), o bien tumores de las propias vías biliares como el *colangio carcinoma.*

Existe la posibilidad muy frecuente de que algún tipo de tumor, no presente en las propias vías biliares, también produzca esta sintomatología, como es el caso del cáncer de la cabeza del páncreas.

¿Cómo se puede manifestar la obstrucción biliar en pacientes con cáncer?

En términos generales, la obstrucción de la vía biliar tumoral suele manifestarse como la obstrucción no debida a un origen tumoral. Sin embargo, tendrá alguna características concretas. Un hecho destacable es que no habrá dolor.

El origen tumoral de la obstrucción no duele. La obstrucción rápida (aguda) sí puede doler; sin embargo, como este tipo de obstrucciones es crónica y se realiza con el tiempo, no presentará este tipo de problema.

El hecho más importante y más frecuente suele ser la coloración amarillenta, o amarillo-verdosa de la piel. A esto se le denomina *ictericia*.

Esto ocurre por la acumulación de los ácidos biliares que no se consiguen eliminar debido a la obstrucción a nivel de la piel.

Además, se podrá observar una coloración oscura de la orina (a veces comparada al color de la Coca-cola o el coñac), debido a la acumulación de las sales biliares en la orina, a la que pasan procedente de la sangre.

En el mismo sentido, las heces, que habitualmente presentarán una coloración específica, habitualmente marronacea, la perderán, siendo heces blanquecinas (esto ocurrirá en las obstrucciones completas).

En caso de obstrucciones muy importantes, puede aparecer un tipo de síntoma muy molesto como es el picor (prurito).

Éste es uno de los síntomas cuya aparición debe llevarnos a plantearnos resolver la obstrucción de manera rápida.

¿Cuál es el tratamiento, la actitud terapéutica que debemos tomar?

Una vez que se conoce el origen de la obstrucción, lo primero será intentar solucionar ésta.

Existen dos formas fundamentales para conseguirlo, en primer lugar la colocación de un *stent* (una especie de muelle colocado en el interior de la vía biliar y que consigue salvar la obstrucción).

Este procedimiento es temporal, ya que muchas veces el tumor puede crecer a pesar del *stent*, y volver a producir la obstrucción.

La otra solución pasa por relizar una derivación, es decir, saltarse la obstrucción uniendo una parte de las vías biliares al intestino (a esto se le denomina derivación bilio-entérica). Ésta puede ser una buena solución para los casos de obstrucción tumoral de las vías biliares.

- La radioterapia puede ser efectiva para disminuir la obstrucción en casos en los que el tumor sea radiosensible (es decir, que responda bien a la radioterapia).

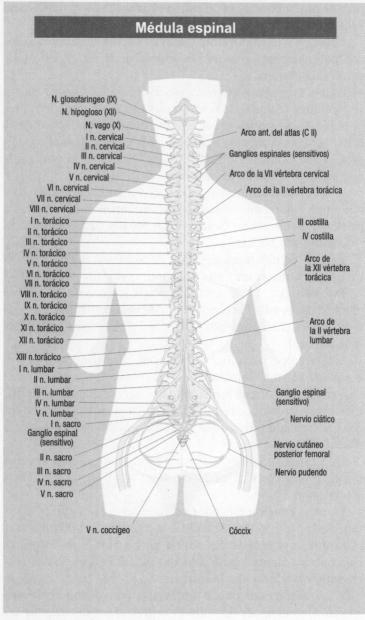

Médula espinal

N. glosofaríngeo (IX)
N. hipogloso (XII)
N. vago (X)
I n. cervical
II n. cervical
III n. cervical
IV n. cervical
V n. cervical
VI n. cervical
VII n. cervical
VIII n. cervical
I n. torácico
II n. torácico
III n. torácico
IV n. torácico
V n. torácico
VI n. torácico
VII n. torácico
VIII n. torácico
IX n. torácico
X n. torácico
XI n. torácico
XII n. torácico
XIII n.torácico
I n. lumbar
II n. lumbar
III n. lumbar
IV n. lumbar
V n. lumbar
I n. sacro
Ganglio espinal
(sensitivo)
II n. sacro
III n. sacro
IV n. sacro
V n. sacro

Arco ant. del atlas (C II)
Ganglios espinales (sensitivos)
Arco de la VII vértebra cervical
Arco de la II vértebra torácica
III costilla
IV costilla
Arco de la XII vértebra torácica
Arco de la II vértebra lumbar
Ganglio espinal (sensitivo)
Nervio ciático
Nervio cutáneo posterior femoral
Nervio pudendo

V n. coccígeo
Cóccix

Imagen de la médula espinal.

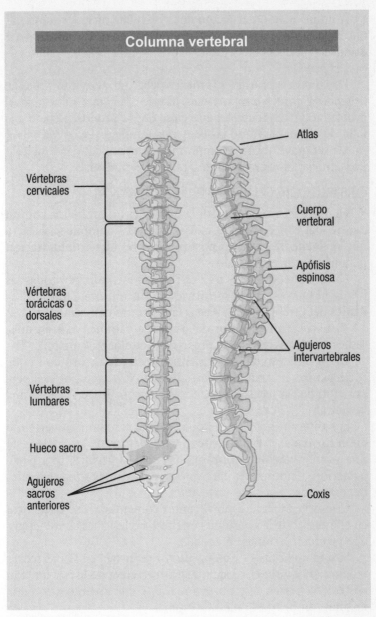

Imagen anatómica de la columna vertebral humana.

Aunque la desobstrucción de la vía biliar suele ser aconsejable en todos los pacientes, en general existen dos situaciones en donde se plantea como imprescindible, una es la *infección*, y la otra *el prurito*.

De las dos, el prurito es la menos peligrosa, pero muy molesta, llegando a límites insoportables, lo que obligará a solucionar el problema rápidamente. La infección, que se produce debido a la falta de eliminación de las bacterias también por la vía biliar, puede ser grave, incluso comprometiendo la vida, y necesitando por tanto la solución quirúrgica rápida del problema.

OBSTRUCCIÓN DE LA MÉDULA ESPINAL

La obstrucción de la médula espinal es un problema común dentro del cáncer, siendo causa de graves complicaciones ya que se puede llegar a una posición de invalidez con limitación para la marcha por parálisis.

La médula espinal es una estructura formada por todas las fibras nerviosas, tanto sensitivas, como motoras, que procedentes del cerebro llegan hastas las distintas extremidades.

A su vez, en el interior de la misma, también existen diferentes neuronas que se encargan de modular su función.

La médula espinal se encuentra insertada dentro de lo que se denomina el canal medular, conducto formado por la superposición de las sucesivas vértebras que constituyen la columna vertebral.

Las diferentes vértebras que forman la columna vertebral están formadas por diferentes partes, dentro de las cuales está una parte anterior, denominado *cuerpo vertebral,* una parte posterior, denominada *apófisis espinosa,* y unas zonas laterales denominadas *pedículos vertebrales.*

Como la médula espinal (antes comentada), se encuentra en el interior de la columna vertebral, las lesiones de ésta, pueden producir lesiones en aquélla.

Si una metástasis de algún tumor se instala en las vértebras (cualquiera que sea), y esta metástasis crece, puede por un lado destruir la vértebra, y por otro, si este crecimiento sale de la misma, comprimir la médula espinal.

La mayor parte de las ocasiones en que se comprime la médula espinal, se produce por una metástasis en las vértebras, en muy pocas ocasiones la compresión medular será debida a una metástasis dentro del espacio líquido que rodea a la médula y que se denomina *espacio epidural, y espacio subdural.*

La compresión medular, ocurre en un 5-10 por 100 de los pacientes con cáncer.

Los cuatro tipos de tumores que más van a producir este problema serán el cáncer de pulmón, el de mama y el de próstata, seguido del mieloma múltiple.

Dentro de la columna vertebral, se establecen tres localizaciones, la columna cervical, la columna dorsal y la columna lumbar, por orden de altura de más alta a más baja. La localización más frecuente suele ser la columna dorsal, luego la lumbar, y por último la cervical.

¿Cómo se manifiesta un tumor o metástasis vertebral, y la compresión secundaria de la médula espinal?

La manifestación más frecuente e importante es el dolor de espalda según el nivel de la afectación.

En general, el dolor suele ser leve al comienzo, y posteriormente irse agravando.

Si la afectación pasa de la propia vértebra y se extiende hasta alguno de los nervios que salen de la propia medula, se producirá una irradiación del dolor, según la localización y el nervio afectado. Si la afectación es de la vértebra cervical, se producirá dolor de cuello irradiando hacia el brazo.

Si es en la columna dorsal, hacia la parte del abdomen, muchas veces en cinturón. Si es en la columna lumbar, se irradiará hacia los miembros inferiores.

La afectación de la columna lumbar suele plantear algunos problemas de diagnóstico diferencial con las hernias discales, ya que éstas suelen doler de la misma forma.

Cuando aparte de la afectación exclusiva de la vértebra, o de los nervios que nacen de ella, se produce también compresión de la propia médula espinal, entonces los síntomas serán más graves, y el pronóstico será peor.

Las formas de aparición y de manifestación de la compresión medular pueden comenzar con alteraciones de la sensibilidad y seguir con afectación de la fuerza.

Las alteraciones de la sensivilidad estarán algo por debajo del nivel de la compresión, y afectarán al tronco, o a los miembros por debajo del nivel de la obstrucción.

Antes de no sentir nada, el paciente comenzará progresivamente a sentir cada vez menos. Antes pueden existir sintomas diferentes como los hormigeos (parestesias).

La alteración de la fuerza constituye uno de los síntomas de mayor preocupación y de peor pronóstico en esta complicación. Si se pierde la fuerza, se pierde la posibilidad de caminar, lo que limitaría de manera definitiva nuestra calidad de vida.

En general, ya que la compresión de la médula es un fenómeno gradual, la pérdida de la fuerza irá pasando por diferentes etapas según la cuantía de la compresión.

En primer lugar se comenzará con una leve debilidad de la fuerza de una sola pierna o de un solo brazo. Posteriormente se producirá una pérdida total de la misma con imposibilidad para mover la extremidad. Entonces la extremidad se volverá flácida y sin tono.

Pero antes de que ocurra todo esto, el médico sutil podrá distinguir el comienzo del cuadro aun sin estas complicaciones graves definidas anteriormente.

El primer signo que el médico debería hallar es la alteración de los reflejos de los miembros. El paciente no tiene porqué saber cuándo están alterados, es más, aun existiendo este problema, el paciente ni lo notará.

Pero el médico hábil, caso de hallarlos, deberá poner en marcha los mecanismos para el diagnóstico de la posible compresión medular, sobre todo conociendo el antecedente tumoral del paciente.

El diagnóstico precoz de este proceso es fundamental.

Si se consigue sospechar la compresión, se diagnostica y se trata antes de que la misma halla conseguido dañar la médula, y producir alteraciones de la sensibilidad y de la fuerza, con el tratamiento adecuado, es posible la curación, y así evitar la posterior aparición de secuelas.

Si por el contrario el médico diagnostica este proceso cuando ya existe la alteración medular completa, las posibilidades de curación, y de que el paciente pueda recuperar su situación funcional completa se verán reducidas drásticamente, y eso a pesar del tratamiento adecuado.

Una vez que se presenta este problema en el paciente con cáncer, se deberá consultar con rapidez al médico. Se deberá realizar una prueba diagnóstica denominada resonancia magnética nuclear posteriormente a la realización de una radiografía de torax. Estas dos técnicas serán fundamentales en la evaluación de la sospecha de compresión medular.

Una vez que se ha diagnosticado correctamente, es preciso iniciar un tratamiento precoz, máxime si ya existen alteraciones en el movimiento.

Cuando esto ocurre, estaremos hablando de una emergencia médica y se deberá comenzar el tratamiento en el menor plazo posible, sobre todo porque el pronóstico puede variar de manera muy importante.

Actualmente se considera que la radioterapia, en el caso de los tumores sensibles a ella, es el método de tratamiento más útil. El objetivo será reducir de manera rápida el tamaño de la masa tumoral, para evitar que ésta siga comprimiendo y mitigar así su sintomatología.

Además de la radioterapia y generalmente unido a ella, se pueden utilizar unos fármacos denominados glucocorticoides, los cuales sirven para dismuir la inflamación que rodea a la masa tumoral, y de esta manera mitigar en la medida de lo posible los síntomas.

Estadísticamente se sabe que tras este tratamiento, aproximadamente el 75-80 por 100 de las personas que tienen este probema, y que antes de ser tratados podian moverse, no tendrán ningun problema de movilidad posteriormente, y que sólo el 10 por 100 de de las personas que ya estaban parapléjicas podrán recuperar la movilidad tras el tratamiento.

Aparte de lo anteriormente dicho, y como un recurso más a utilizar, se encuentra la cirugía.

Aquí, la cirugía juega un papel destacado; tiene como origen el extirpar el tumor que está comprimiendo. Como la masa que comprime suele ser una masa en las vértebras, la cirugía deberá ser vertebral.

¿Cuándo se debería practicar la cirugía?

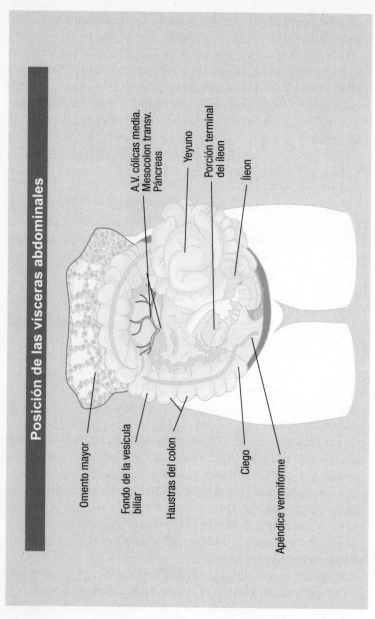

Posición de las vísceras abdominales

A.V. cólicas media.
Mesocolon transv.
Páncreas

Yeyuno

Porción terminal
del íleon

Íleon

Omento mayor

Fondo de la vesícula
biliar

Haustras del colon

Ciego

Apéndice vermiforme

Imagen en conjunto del intestino delgado y del intestino grueso.

Existen situaciones que hacen que la cirugía sea muy necesaria y obligatoria.

En primer lugar, estára la existencia de un tumor que no responda a la radioterapia, a esto se le llama tumor radio resistente. En este caso la cirugía juega un importante papel.

En segundo lugar, tenemos el hecho de que la radioterapia no surta los efectos deseados, a pesar de que el tumor en teoría responda a ella.

Esto es relativamente infrecuente, aunque puede darse, lo que haría necesario utilizar la cirugía.

En último caso, la cirugía se deberá usar cuando el tumor sea muy agresivo, y produzca sintomatología neurológica (alteración de la sensibilidad o de la motilidad) rápida y que progrese en muy poco tiempo.

La cirugía suele consistir en quitar la parte anterior de la vértebra o vértebras que estén produciendo el problema, así como estabilizar artificialmente la columna posteriormente.

OBSTRUCCIÓN INTESTINAL

La obstrucción del intestino es un problema frecuente en los pacientes con cáncer.

Para entender bien el problema se ha de conocer la función del intestino.

El intestino, tanto el más superior llamado intestino delgado, como el que lo sigue, denominado intestino grueso, es un único tubo con diferentes funciones. Este tubo, entre otras labores, será el encargado de propulsar el alimento, permitiendo que a medida que se produce la digestión de éste, los elementos nutritivos vayan pasando a la sangre (absorción).

La propulsión de los alimentos se llevará a cabo mediante el músculo de la pared del intestino.

Este músculo funcionará debido a una serie de nervios que llegan a él y que se canalizan en primer lugar debajo de él, y posteriormente a través de una estructura localizada adyacente al intestino, y que se denomina plexo celíaco.

¿Por qué se puede producir una obstrucción?

Los motivos por los cuales ésta se produce comprenden en primer lugar el hecho de que una masa se coloque en el interior del tubo, impidiendo por tanto el paso del alimento. El concepto, por tanto, es sencillo, ya que sólo consiste en imaginar un tubo y cómo será imposible que avance nada por su interior si se coloca algo dentro.

Otro mecanismo será el de evitar que los músculos funcionen impidiendo la movilización del alimento y por tanto su estancamiento.

Esto puede ocurrir cuando un tumor se encuentra invadiendo el plexo celíaco, lugar donde se controlan todos los impulsos nerviosos que deben llegar al intestino.

¿Pero qué ocurre cuando hay una obstrucción intestinal?

Debido a que las paredes del intestino pueden aumentar su diámetro en la parte inmediatamente anterior y por encima de la obstrucción, y que esta dilatación puede llegar a producir la perforación del intestino, la solución de una obstrucción intestinal de origen tumoral deberá ser rápida.

Ya que no sólo el alimento, sino que también el gas y otras sustancias liberadas por el propio intestino no podrán circular debido a la obstrucción, el paciente podrá notar este problema por la aparición de *aumento del diámetro del abomen*.

De la misma manera, el músculo del intestino que se encuentra por encima de la obstrucción, intentará luchar para vencerla. Las contracciones intensas de este músculo producirán un importante dolor abdominal de tipo retortijón, que en ocasiones se puede hacer mucho más intenso y continuo.

Las náusea y los vómitos constituyen otros de los síntomas claves en esta afección.

Por tanto, la aparición de aumento del volumen del abdomen, junto con dolor abdominal y náuseas y vómitos constituyen los tres pilares clínicos para sospechar una obstrucción intestinal, y el paciente una vez que los presente deberá consultar con su médico.

¿Qué tipo de tumores pueden ser los responsables?

Como es lógico suponer, serán los cánceres de colon y los de ovario (por estar en el interior de la cavidad peritoneal), los responsables más frecuentes e importantes de estos cuadros.

El cáncer de colon producirá la obstrucción porque al crecer tapona desde dentro la luz del intestino.

El de ovario, porque al crecer comprime desde fuera la pared del colon, provocando un efecto similar al de la obstrucción desde dentro.

Otros tumores no producirán obstrucción por compresión, sino que lo haran infiltrando el plexo mesenterérico o el plexo celíaco, como el cáncer de pulmón o el cáncer de mama.

¿Cuál es la actitud a tomar ante una obstrucción intestinal de origen tumoral?

La actitud a tomar dependerá del grado de la obstrucción y de las manifestaciones clínicas que éstas estén provocando.

Cuando la obstrucción sea muy importante, y amenace seriamente la vida por la posibilidad de perforación del intestino, será necesario operar.

Muchas veces el paciente que llega a estos grados de obstrucción presentará un pronóstico verdaderamente infausto. En este caso la cirugía no será curativa, evidentemente, pero sí puede ser paliativa, es decir, que tenga como finalidad el evitar que el paciente muera tras una perforación.

En casos en que la obstrucción no sea extremadamente grave, ni muy avanzada, lo mejor será aguantar e intentar que se resuelva de la manera más conservadora posible, intentado mitigar los efectos dejando al paciente en dieta absoluta y con fármacos que mitiguen los vómitos.

Cuando un tumor llega a producir una obstrucción importante, la supervivencia del paciente no será mayor de unos 3 meses.

HIPERTENSIÓN INTRACRANEAL

La hipertensión intracraneal consiste en el aumento de la presión del líquido que se encuentra en el interior del cerebro y que se denomina líquido cefalorraquídeo (LCR).

¿Qué es el líquido cefalorraquídeo?

Se denomina a tal, al líquido que se encuentra dentro de los ventrículos cerebrales y del canal medular.

Los ventrículos cerebrales son unas cavidades que se comunican entre sí, y que se encuentran dentro del cerebro, las cuales se encargan de contener a este líquido.

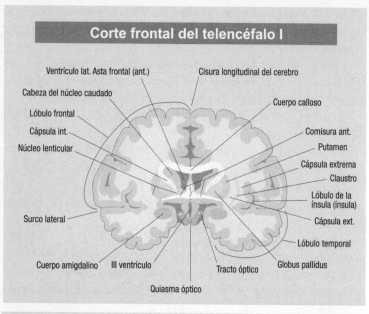

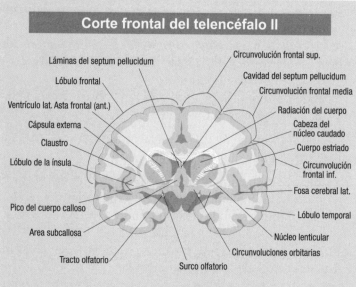

Imágenes de 2 cortes distintos del telencéfalo: a nivel de la comisura (I) y corte frontal al tálamo (II).

El LCR circulará por el interior de las mismas, desde el lugar donde se forma, hasta el lugar donde se absorve para reincorporarse de nuevo a la sangre.

El LCR es un elemento importante para el funcionamiento del cerebro.

Este LCR, debido a que es un líquido que se encuentra en un espacio o cavidad cerrada, debe mantener una presión determinada.

Si la presión del mismo aumenta, aumentará también la presión intracerebral. El cerebro, al estar situado en una cavidad cerrada por el craneo, no podrá soportar un aumento de la presión, lo que producirá alteraciones en el funcionamiento de las neuronas, que pueden conducir a la muerte del individuo. A este aumento de la presión intracerebral se le denomina *hipertensión intracraneal.*

En algunos casos de cáncer, la hipertensión intracraneal se puede producir por dos motivos principales.

El primero sería por la aparición de un tumor propio de las células del cerebro, *tumor cerebral.* Este tipo de tumores no es demasiado frecuente, y su contribución al desarrollo de hipertensión intracraneal es secundario.

El otro tipo de expliacación de la hipertensión intracraneal es la aparición de metástasis dentro del cerebro procedente de otros cánceres corporales.

Estas metástasis pueden obstruir la circulación del líquido, y comprimir el cerebro, lo que conllevará graves problemas físicos.

Se sabe que de todos los cánceres que metastatizan, uno de cada cuatro (el 25 por 100), tendrá metástasis cerebral.

De todos ellos, el cáncer que con mayor frecuencia explica este problema es el cáncer de pulmón, seguido del cáncer de mama y del melanoma (cáncer de la piel de origen pigmentario).

¿Cómo identificar los síntomas de la hipertensión intracraneal/metástasis cerebrales?

Los síntomas de la hipertensión causada por metástasis serán indistinguibles de los síntomas producidos por otras causas de hipertensión intracraneal. Uno de los síntomas claves y más frecuentes es la *cefalea.*

La cefalea o dolor de cabeza se produce por el aumento de la presión intracraneal. Este tipo de cefaleas tiene una manera de presentación característica que debe sugerir en principio que existe algo en el cerebro que la cause.

Suele comenzar sin que haya existido antes, y debe ir aumentando de intensidad a lo largo del día.

Suele impedir que la persona descanse o se duerma, y si lo consigue, puede despertar por la noche. La cefalea irá a más y no suele mejorar con la toma de analgésicos.

Muy típico, además, es que varíe o aumente con el paso de la posición de tumbados a sentado o de pie, y que suela aumentar con las maniobras de valsalva. Además, en ocasiones, puede acompañarse de náuseas y vómitos.

La cefalea es un síntoma muy común, la inmensa mayoría de las veces de pronóstico benigno.

Determinados grupos de población están muy sensibilizados con la cefalea, y tan pronto como aparece o se hace persistente tienden a pensar en el origen maligno de la misma.

En muchos casos, esta especie de psicosis lleva a la realización de exámenes complementarios innecesarios, como un TAC de urgencias.

Es recomendable que el paciente no dé al dolor de cabeza más importancia de la que tiene, y que intente confiar en el médico a la hora de orientar y tratar este problema.

Siempre que el paciente presente cefalea deberá acudir al médico de cabecera, pero sobre todo cuando la cefalea presente las características anteriormente descritas, ya que pueden indicar la existencia de un tumor.

Aun así, la cefalea tumoral rara vez aparece sola. Suele ir acompañada de otros síntomas, como son las convulsiones (movimientos anormales de los músculos corporales) que tiene su origen en el cerebro.

Otros síntomas pueden abarcar las náuseas y vómitos, la alteración de la personalidad, de manera que el paciente presente un carácter raro e impropio, haga o diga cosas extrañas o no comunes en él, o realice actos impropios, fuera de su actuación habitual.

En algunos casos puede ocurrir que las metástasis se presenten como infartos o hemorragias cerebrales. Suelen presentarse como parálisis completas o parciales de una mitad u otra del cuerpo, con alteraciones del habla, de la comprensión o de la visión, de carácter transitorio o permanente.

Las alteraciones visuales pueden estar presentes de manera clara. También las alteraciones en los movimientos oculares pueden dar la pista de estos problemas.

Como se dijo antes, el diagnóstico de las metástasis intracerebrales se debe realizar mediante pruebas de imagen, fundamentalmente el TAC y la RMN.

¿Cómo se debe tratar este problema?

Lo más importante es actuar con premura para disminuir o mitigar los síntomas en caso de que éstos apareciesen.

Hay que decir que es posible vivir durante algun tiempo con las metastasis, sin que éstas produzcan ningún tipo de sintomatología.

Cuando aparecen, los síntomas suelen ser signo de que éstas han crecido, produciendo efecto masa, o que han sufrido una complicación como un hemorragia de la misma.

Caso de que se produzcan problemas compresivos, éstos pueden ir desde mínimos, hasta el estado de coma. Si el paciente está en coma, se deberá ingresar en la unidad de cuidados intensivos, y manerjarlo allí. En caso de que no sea así, se deberán administrar corticoides y radioterpia.

La radioterapia, constituye casi la principal forma de tratamiento de este problema, sobre todo cuando las metástasis son múltiples.

Cuando la metástasis intracerebral es única, la actitud a tomar dependerá del origen de la misma. Si el tumor de origen está controlado una única metástasis cerebral se puede *operar*, se puede extirpar la lesión, y posteriormente se deberá utilizar *radioterapia intracerebral* para conseguir anular las posibles células tumorales que pudiesen continuar en el cerebro.

De importancia también dentro de los síntomas de hipertensión intracraneal serán las convulsiones.

Las convulsiones pueden aparecer en este caso pero también en otros, como por ejemplo tras la toma de alguno de los agentes farmacológicos utilizados en el tratamiento contra el cáncer, en el seno de infartos cerebrales, o en el seno de radioterapia usada de un tumor.

Las convulsiones serán el primer síntoma de una metástasis cerebral en un 6 a 29 por 100 de los casos.

Un 10 por 100 aproximadamente de los pacientes con metástasis cerebrales acabarán teniendo convulsiones. El cáncer que más se asocia a la presencia de convulsiones será el cáncer de piel de origen pigmentario (denominado melanoma).

Para controlar las convulsiones será necesario administrar medicamententos denominados *anticonvulsivantes,* en concretro el fármaco denominado fenitoina.

Todos estos fármacos deberán tener un exhaustivo control de sus dosis, ya que de éstas dependerán sus posteriores efectos anticonvulsivantes; además, si administramos más cantidad de la indicada, será frecuente la aparición de efectos secundarios colaterales.

Los fármacos anticonvulsivantes sólo se administrarán en caso de que ya haya existido una convulsión. Si esto no ha ocurrido, aunque el paciente presente ya metástasis, no se deberán introducir. Solamente cuando el número de metástasis sea muy elevado y suponga un importante riesgo de convulsiones se deberá introducir la fenitoina de manera profiláctica (es decir, para evitar que los síntomas aparezcan).

HEMOPTISIS

Se denomina hemoptisis a la emisión de sangre por la boca procedente de las vías respiratorias. Las personas que padecen un tumor a nivel del bronquio (cáncer de pulmón), o bien una metástasis en el pulmón, son personas de riesgo para padecer hemoptisis.

La hemoptisis es una situación de alto riesgo que puede suponer una amenaza real para la vida del paciente.

Su gravedad depende de su cuantía, así como de la posibilidad de que gran parte de la sangre expulsada pueda ingresar en el otro pulmón, lo que inevitablemente provocará síntomas de asfixia.

Cuando un cáncer de pulmón sangra, el pronóstico del mismo es bastante malo, tanto por el propio sangrado, como porque supone que el tumor está muy avanzado.

Cuando un paciente tenga una hemoptisis, se conozca o no el origen de la misma, deberá acudir urgentemente al servicio de urgencias de un hospital, ya que el manejo de este problema habrá de ser intrahospitalario.

Se deberá buscar el origen del sangrado, y para ello se deberá practicar al sujeto una radiografía de tórax, y secundariamente una *broncoscopia*.

¿Qué es una broncoscopia?

La broncoscopia es una técnica diagnóstica que consiste en la introducción de un tubo flexible guiado por una cámara, que tendrá la misión de observar las lesiones que puedan existir por sus lugares de paso, esto es, la laringe, la tráquea y los bronquios.

Cuando el sangrado sea muy importante, será preciso realizar la broncoscopia de manera muy urgente, si es posible en el propio momento del sangrado; una vez hecha, se podrá contener la hemorragia, en caso de que se localice el punto sangrante, mediante la inyección a través del propio broncoscopio de sustancias coagulantes que puedan controlar la hemorragia en el momento agudo, y salvar en algunos casos la vida del paciente.

En algunos casos, la hemorragia no se podrá controlar solo mediante el láser, siendo necesaria la cirugía para su control.

Cuando las hemoptisis son muy graves, muy cuantiosas, sin poderse corregir mediante la broncoscopia, o cuando son muy frecuentes, la cirugía con la extirpación del segmento pulmonar responsable es el arma terapéutica más aconsejable en estos pacientes.

OBSTRUCCIÓN DE LAS VÍAS RESPIRATORIAS

Para que el aire que inspiramos llegue a los pulmones es preciso que atraviese las vías respiratorias. Para ello, éstas deben estar libres de obstáculos.

Cuando un tumor crece en las vías respiratorias, puede producir ineludiblemente síntomas de asfixia. Estos síntomas dependerán del lugar en donde se produzca la obstrucción.

Si la misma ocurre por encima de la laringe, puede ser solucionada mediante una traqueostomía, que consiste en abrir una luz externa con el fin de que el aire pase desde el exterior hasta la vía respiratoria salvando la obstrucción. Cuando la obstrucción interesa un bronquio principal, también podrá producir síntomas de asfixia. En este caso se debería aplicar la cirugía para paliar la obstrucción.

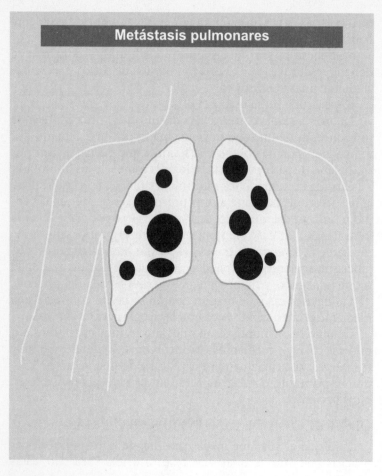

Metástasis pulmonares

Imagen de metástasis pulmonares.

Una alternativa a la cirugía en estos casos sería la administración local de radioterapia, unida a los glucocorticoides, cuyo fin será, como en el caso de otros tumores, disminuir el tamaño de la masa tumoral y paliar así la sintomatología obstructiva.

Si la obstrucción es incompleta, otra alternativa eficaz que se puede utilizar en vez de las anteriores es el empleo del láser para reducir la propia masa tumoral.

NÁUSEAS Y VÓMITOS

Cuando hablamos de las náuseas y vómitos en pacientes con cáncer, hablamos de un problema fundamental, frecuente, y potencialmente muy peligroso.

Es necesario tratarlo de manera intensa cuando aparece, y también prevenirlo, ya que la intensidad con la que se presentan en el paciente con cáncer es, en ocasiones, extrema, lo que obligará al médico a emplearse a fondo para su control.

Existen gran cantidad de causas de náuseas y vómitos en el individuo con cáncer.

Sin embargo, de todos ellos, la causa fundamental y más frecuente es el empleo de la medicación, es decir, el empleo de la quimioterapia.

El peligro de los vómitos es claro. No sólo existirá el grave inconveniente de la molestia del propio vómito, sino que además puede llegar a ser mortal según su intensidad, ya que con el vómito se eliminan muchos electrolitos, cuya ausencia del organismo en cantidades importantes puede llegar a producir la muerte.

También en el esfuerzo del vómito se pueden producir complicaciones, como rotura de algunos vasos sanguíneos del esófago, con el correspondiente sangrado, o bien la dehiscencia de algunos puntos de sutura o de herida quirúrgicas que estuvieran presentes en el paciente.

Pero además de todas las complicaciones antes comentadas, existe otra de carácter fundamental muchas veces olvidada.

El vómito puede interrumpir el normal discurrir de la quimioterapia al impedir la ingesta de la misma, lo que puede producir un retroceso importante en el avance del control o curación del tumor en cuestión.

¿Pero, qué son las náuseas y los vómitos?

Dentro de estas definiciones debemos tener claro tres cuestiones:

• Náuseas: no es más que una sensación subjetiva de vaivén u oscilación que ocurre en la garganta o en la zona del estómago (región epigástrica).

• Vómitos: consiste en la emisión de todo el contenido del estómago, del duodeno o del yeyuno a través de la cavidad bucal, mediante un movimiento complejo de toda la parte superior del tracto digestivo.

• Arcadas o vómitos secos: consiste en la aparición del movimiento del vómito sin la expulsión de ningún contenido por la boca.

Dentro de la clasificación de los vómitos que podemos emplear en el paciente con cáncer, existen cuatro distinciones fundamentales:

• Las náuseas y vómitos anticipados o anticipatorios consisten en la aparición de éstos antes del comienzo de un nuevo ciclo de quimioterapia. Son respuesta a estímulos condicionados, por ejemplo, a olores, objetos y sonidos de la sala de tratamiento.

Las naúseas y los vómitos anticipados son una respuesta condicionada clásica que ocurre característicamente después de 3 o 4 tratamientos previos de quimioterapia, después de los cuales la personas ha tenido náuseas y vómitos agudos o retrasados.

• Las náuseas y vómitos agudos son aquellos que se experimentan durante un período de 24 horas después de la administración de quimioterapia. Están directamente relacionados con la quimioterapia.

• Las náuseas y vómitos retrasados o tardíos son aquellos que ocurrren 24 horas después de la administración de quimioterapia. Se asocian con la terapia con cisplatino y otros fármacos, o bien tras la utilización de otros fármacos a altas dosis durante 2 o más días consecutivos.

• Las náuseas y vómitos crónicos no se sabe su causa definitiva, aunque entre los factores causales posibles se encuentran las gastrointestinales, las originadas dentro del craneo, las metabólicas, las inducidas por fármacos (por ejemplo la morfina), la quimioterapia citotóxica, así como otros mecanismos como la radioterapia.

¿Porqué se producen los vómitos?

La respuesta al vómito se integra en un lugar concreto del tronco cerebral denominada área postrema.

Este punto localizado en la parte inferior del cuarto ventrículo posee una zona concreta denominada zona quimiorreceptora, la cual es capaz de integrar diferentes estímulos para provocar el vómito.

Entre los diferentes factores que juegan un papel en el vómito se encuentran las lesiones intracerebrales que pueden irritar esta zona y producir el vómito. Diferentes sustancias de la sangre, incluido algunos fármacos, en especial la quimioterapia, también pueden irritar esta zona.

Diferentes estímulos pueden llegar al área postrema, como los procedentes de la corteza cerebral o del sistema límbico, la parte del cerebro encargada de integrar las emociones y relacionarlas con diferentes estímulos como el olfato o el gusto, el dolor o la depresión.

También los estímulos procedentes del laberinto del oído, el cual, al estimularse, puede provocar el vómito (esto explicaría, por ejemplo, cómo el mareo con giro de objetos o bien el movimiento corporal, al excitar el laberínto del oído, puede provocar el vómito).

Existen, por último, diferentes estímulos provenientes de diversos órganos responsables del estímulo del vómito, y que son llevados hasta el cerebro por alguno nervios, como el nervio espinal o el nervio vago.

Estos nervios vehiculan algunas respuestas de diversos órganos como el corazón, el aparato digestivo etc. de manera que lesiones de los mismos pueden manifestarse, entre otras formas, mediante la producción del vómito.

¿Pero, a quién afectan de manera más especial los vómitos?

Está claro que los pacientes con cáncer que mayor proporción de vómitos padecerán serán aquéllos que estén en tratamiento con quimioterapia.

Ésta justifica, sobre todo, la aparición de de vómitos.

Sin embargo, existen otros indicadores potentes de la respuesta individual y personal ante la presencia de vómitos y éstos serán:

- La presencia de edad menor de 50 años.
- El sexo femenino.
- El haber padecido vómitos tras la administración de otros ciclos de quimioterapia.

• El haber recibido radioterapia en el aparato digestivo (sobre todo en el hígado), el cerebro etc.

• La presencia de desequilibrio de los electrolitos corporales o de los fluidos corporales.

• El extreñimiento.

• El crecimiento tumoral a nivel del aparato gastrointestinal, el hígado o el sistema nervioso central.

• Los factores psicológicos, como la ansiedad, la depresión o la anticipación de que se volverá a repetir el vómito después de las sesiones de quimioterapia.

Una vez vistos los mecanismos del vómito, así como los diferentes factores que lo provocan, abordaremos y analizaremos individualmente los diferentes tipos de vómitos que concurren en el cáncer.

Náuseas y vómitos anticipatorios

Las náuseas anticipatorias suelen ocurrir en el 31 por 100 de los pacientes que reciben quimioterapia, mientras que los vómitos ocurren en el 11 por 100.

¿Por qué se producen?

Las náuseas y los vómitos anticipatorios pueden explicarse por medio del condicionamiento clásico. Esto fue descrito por Pavlov. En el condicionamiento clásico, un estímulo que antes era neutral (por ejemplo, los ruidos u olores en el ámbito de la quimioterpia), llegan a producir una respuesta condicionada, en este caso la náusea y vómitos, después de una serie de apareamientos previos o de intentos de aprendizaje.

En la quimioterapia que comunmente se usa, los fármacos son el estímulo no condicionado que producirá las náuseas y los vómitos (en algunos pacientes).

Éstos se unen con una serie de otros estímulos ambientales neutrales, como por ejemplo, los estímulos del medio ambiente, la sala de quimioterpia etc.)

Estos estímulos que antes eran neutrales se convierten ahora en condicionados que provocarán por su sóla presencia, las náuseas y los vómitos.

¿Cómo se pueden predecir la aparición de estos reflejos condicionados que darán lugar a los vómitos?

Se ha establecido toda una serie de factores de riesgo para padecerlos. Aunque no siempre utilizando estas tablas se cumplen, la presencia de menos de 3 de las características enunciadas a continuación indicará que será difícil que puedan aparecer estos problemas:

- Edad menor de 50 años.
- Náuseas y vómitos tras quimioterapias anteriores.
- Presencia de vómitos previos de carácter moderado a severo.
- Aparición de sudoración tras la quimioterapia.
- Mayor reactividad del sistema nervioso autónomo (susceptibilidad individual).
- Mareo después de la quimioterapia y mayor período latente antes de que se manifiesten las náuseas y el vómito.
- Potencial emetógeno (vomitivo) de varios agentes quimioterapéuticos.

¿Cómo podemos combatir estos vómitos?

Desgraciadamente, los medicamentos al uso para conseguir controlar los vómitos no suelen ser efectivos en estos procesos. El motivo estriba en que este tipo de vómitos no tienen un origen médico claro, sino que más bien su origen será psicológico.

Debido a esto, se han ensayado algunas técnicas de tratamiento psicológico muy comunes. Entre éstas estarán:

- Las técnicas de relajación muscular.
- La hipnosis.
- Desensibilización sistemática (la misma técnica que se utiliza para tratar las fobias u otras alteraciones psicóticas).
- Distracción por medio de juegos de vídeo previos a la administración de la quimioterapia.

Cuando estos síntomas sean muy intensos es preciso que el paciente sea enviado a un profesional de la salud mental y que tenga experiencia trabajando con pacientes de oncología.

Mientras más pronto se identifiquen las náuseas y los vómitos anticipatorios, más probabilidad hay de que sea eficaz el tratamiento, y por lo tanto, es imprescindible realizar un examen sistemático temprano y enviar el paciente a los especialistas.

Náuseas y vómitos agudos y retrasados

La quimioterapia es la causa de náuseas y vómitos más común relacionada con el tratamiento.

La intensidad de los mismos dependerá del fármaco en concreto que se utilice en la quimioterapia, la dosis, el horario de administración, la vía de administración y de otras variables, como también de la variable individual de cada paciente.

Como ya vimos anteriormente, existen algunos factores predictores de estos eventos como:

- La dificultad para controlar los síntomas con la quimioterapia anterior.
- El género femenino.
- La edad jóven.

En el caso de los vómitos de carácter agudo, el tipo de quimioterapia utilizada es esencial para predecir en quiénes habrá vómitos.

Se sabe claramente que existe un grupos de fármacos con los cuales la aparición de vómitos es casi seguro. El principal de todos ellos es el cisplatino, del cual se dice que presenta un procentaje de emesis del 99 por 100. Otros con gran porcentaje de emesis, que pueden llegar a ser del 90 por 100, serán:

- Dacarbazina.
- Mecloretamina.
- Carboplatino.
- Doxorrubicina.
- Citarabina.

Existen muchos más fármacos quimioterápicos, que pueden producir vómitos, aunque con menor frecuencia que los anteriores.

No es el objetivo de este libro nombrarlos a todos, los interesados pueden consultar obras especializadas, citadas en el capítulo de bibliografía.

Es importante destacar el hecho de que la combinación de fármacos, incluso de aquellos que presentan un bajo poder emético, puede desencadenar la respuesta del vómito tanto o más que aquellos con alto poder emético.

Como la mayoría de los pacientes reciben quimioterapia combinada, debe tomarse en cuenta el potencial emetógeno de todos los fármacos combinados y las dosis individuales de cada fármaco.

La emesis retrasada. Las náuseas y vómitos retrasados son aquellos que se presentan tras 24 horas de haberse administrado la quimioterapia.

Éstos están relacionados con la administración de cisplatino, ciclofosfamida, doxorrubicina e ifosfamida, administrados en altas dosis o por dos días o más consecutivos.

Es muy probable que aquellos pacientes que tengan emesis aguda por la quimioterapia presenten también emesis retrasada.

El tratamiento de la emesis retrasada se basa en el potencial emetógeno del agente quimioterapéutico que se haya administrado.

Si el fármaco utilizado es el cisplatino, se evalúa el tratamiento como de alto riesgo. En este caso, se recomienda tratar a todos los pacientes con un glucocorticoide junto primperán (metoclopramida) o más un fármaco denominado antagonista de los receptores 5-HT3, para la prevención de la emesis retrasada.

Si el tratamiento quimioterápico no incluye al cisplatino, aunque se empleen otros agentes de alto riesgo, se puede emplear un glucocorticoide de manera profiláctica como agente único, un corticoesteroide profiláctico más metoclopramida y un glucocorticoide profiláctico más un antagonista del 5-HT3, son los regímenes sugeridos.

En el resto de los agentes quimioterápicos no se recomienda tratamiento profiláctico.

¿Cómo podemos tratar, y qué tratamientos existen en el mercado para poder hacer frente a la emesis aguda?

Dijimos al comienzo que el tratamiento del vómito en el paciente con cáncer es fundamental. Existen numerosas armas terapéuticas para este propósito, aunque no todas con igual eficacia.

Todos los fármacos suelen actuar a nivel bioquímico evitando la acción sobre las áreas descritas del vómito de una serie de sustancias como la histamina, o la dopamina o la serotonina.

Éstos bloquean los lugares en donde deben actuar estas sustancias (como si dijésemos «tapan» sus lugares de acción), evitando que se desencadene el vómito.

Dentro del complejo sistema de fármacos existen varios grupos:

- Las fenotiacinas. Como ejemplo estarán la clorpromacina y la tietilperacina.
- Las butirofenonas. Como ejemplo el droperidol y el haloperidol.
- La metoclopramida. Este fármaco es un antagonista de los receptores D2 de la dopamina. Durante mucho tiempo se la ha considerado como el agente terapéutico más eficaz contra los vómitos. Actualmente se pueden utilizar algunos tipos de fármacos más potentes como los inhibidores de la 5HT3. Suele ser más eficaz cuando se utiliza por vía intravenosa que cuando se utiliza por vía oral.

Es un fármaco relativamente seguro en el sentido de que se pueden utilizar dosis, muy altas sin que se produzcan efectos secundarios demasiado importantes.

Dentro de estos efectos secundarios destacaremos la acatisia, la intranquilidad y los efectos distónicos extrapiramidales (consistentes en las contracciones musculares involuntarias). Si se administra a altas dosis existen algunos fármacos que se pueden utilizar para contrarrestar los síntomas como la difenhidramina.

Muchos de los síntomas que aparecen, como la rigidez muscular, la distonía aguda, el temblor, responden a algunos tipos de medicamentos del grupo de la atropina.

Los síntomas psíquicos, como el desasosiego o la incapacidad para permanecer sentado, se deben tratar con benzodiacepinas o con bloqueantes beta.

- ANTAGONISTAS DE LOS RECEPTORES 5HT3.

Existen tres fármacos que pertenecen a este grupo. Su función es evitar la acción de la serotonina tanto a nivel del intestino como a nivel del sistema nervioso central.

Actualmente son los fármacos más efectivos para tratar este problema, más potentes que la metoclopramida. De los tres, el más utilizado y el primero que se creo fue el ondasertrón.

Estos medicamentos se pueden utilizar tanto por vía intravenosa como por vía oral. El ondasertrón oral se debe administrar 3 veces al día comenzan unos 30 minutos antes de la quimioterapia para que tenga efecto. Se debe tener cuidado y no utilizarlo en niños menores de doce años.

Dentro de los efectos perjudiciales que puede producir destacan:

- El dolor de cabeza.
- Diarrea.
- Fatiga.
- Sequedad de boca.
- Alteración transitoria de la función hepática.
- Disminución del número de plaquetas de la sangre (trombocitopenia).
- Insuficiencia renal.
- Fenómenos trombóticos.
- Efectos extrapiramidales.

Hay que tener claro que de los tres fármacos que constituyen en la actualidad este grupo (ondasertrón, ganisertrón y dolasertrón) todos poseen prácticamente el mismo grado de eficacia y de toxicidad, por lo que el uso de cualquiera de ellos es válida y producirá más o menos la misma tasa de buenos resultados.

Aunque ya por sí sólos este tipo de fármacos puede producir las tasas más altas de respuesta, estos agentes se muestran con mayor eficacia al tratar los síntomas en combinación con los corticoesteroides.

Hay que añadir que estos fármacos no han mostrado eficacia en tratar los síntomas de la emesis retrasada.

Aparte de todos estos fármacos, existen otros con mayor o menor eficacia.

LOS DERIVADOS DEL CANNABIS

El cannabis (marihuana o hachís), tiene un relativo efecto antiemético. En la actualidad en nuestro país está penalizada su distribución, por lo que es una sustancia de abuso. Sin embargo, y a pesar de no ser un antiemético de primera línea, aparte de no ser el más potente, sí que se puede utilizar en estos casos en situaciones concretas.

De entre éstos, el más utilizado es el dronabinol (delta-9-tetrahidrocannabinol).

Los efectos adversos experimentados junto con los efectos farmacológicos y psicogénicos de los cannabinoides incluyen:

- Síndrome agudo de depresión.
- Sedación.
- Sequedad de boca.
- Hipotensión.
- Mareos.
- Intensa euforia acompañada de indiferencia.
- Depresión.
- Ansiedad, paranoia y crisis de pánico.
- Disminución de la función de conocimiento y de razonamiento.
- Pérdida de memoria.
- Aumento de la tendencia hacia conductas impulsivas y compulsivas.
- Alteraciones de la percepción, como percepción de un sentido deformado del tiempo.
- Alucinaciones y, en ocasiones, pero raramente, un síndrome cerebral orgánico psicótico.
- Taquicardia.
- Disminución de la temperatura corporal.

BENZODIACEPINAS

También se pueden utilizar para estos menesteres; sobre todo el lorazepam o el diazepam. Ejercen su acción sobre estructuras del sistema nervioso central y suelen utilizarse en combinación con otros fármacos.

Como efectos secundarios destacamos sus efectos ansiolíticos y sedantes, así como la amnesia anterógrada (se nos olvidan los sucesos que han ocurrido).

Para finalizar debemos hablar de la cada vez más utilizada terapia de combinación. Consiste en unir en el tratamiento de los vómitos varios de los medicamentos mencionados anteriormente para controlar perfectamente los procesos de emesis.

Se puede usar la metoclopramida unida a la dexametasona o bien el ondasertrón unido a la dexametasona o al loracepam. El resultado de estas terapias suele ser muy efectivo, y se debe utilizar siempre que las terapias individuales no den los resultados apetecidos.

CUESTIONARIO

1. **Respecto a la obstrucción de la médula espinal una de ellas es correcta:**
   a) Nunca se produce en los procesos tumorales.
   b) Da igual el momento del diagnóstico para la posible solución.
   c) Puede producir síntomas neurológicos irreversibles.
   d) Puede producir sangrado por la nariz.

2. **Respecto a la obstrucción de las vías urinarias una de ellas es correcta:**
   a) La puede provocar cualquier tipo de tumor.
   b) Se debe solucionar de manera diferida.
   c) Se debe solucionar de manera rápida.
   d) No suele producir dolor abdominal.

3. **Respecto al tratamiento de las náuseas y los vómitos, una de ellas es falsa:**
   a) No existen tratamientos eficaces.
   b) Se pueden tratar con ondasertrón.
   c) Se pueden tratar con metoclopramida.
   d) Se pueden tratar con derivados del cannabis.

4. **Respecto al síndrome de la vena cava superior una de las siguientes es falsa:**
   a) La vena cava superior circula por el mediastino.
   b) Suele estar producido por el cáncer de pulmón.
   c) No produce nunca dolor de cabeza.
   d) Puede producir hinchazón del cuello.

5. **¿Qué es falso respecto a la obstrucción intestinal?**
   a) Puede ocurrir tanto obstrucción del intestino delgado como del intestino grueso.
   b) Se puede realizar una cirugía paliativa en caso necesario.
   c) No produce dolor abdominal.
   d) Produce estreñimiento.

SECCIÓN II
REVISIÓN DE LOS PRINCIPALES
TIPOS DE CÁNCERES

En la siguiente sección del libro se presentarán algunos de los principales tumores que afectan al género humano. La selección de los mismos se ha realizado según criterios de frecuencia de aparición en la población general, comentándose aquéllos de mayor relevancia, los que producen mayores tasas de mortalidad y aquéllos que dan cuenta de enfermedad de mayor número de personas. El resto de los tumores existenten no se comentarán dada las características del libro, ya que se excederían las dimensiones del mismo. Para aquellos lectores curiosos e interesados en los mismos se les remitirá en la sección de bibliografía a las fuentes necesarias para el estudio y comprensión de los restantes, tanto a través de textos generales, especializados o bien a través del uso de páginas *web* a través de Internet.

Según lo dicho anteriormente, los tumores a los que dedicaremos mayor atención serán:

- Cáncer de estómago.
- Cáncer de páncreas.
- Cáncer de mama.
- Cáncer de colon.
- Cáncer de pulmón.

CÁNCER DE ESTÓMAGO

El cáncer de estómago se puede definir como un tipo de tumor venido a menos. En su momento, fundamentalmente en la década de 1930, fue considerado como el tipo de tumor más importante, más frecuente y más mortal.

Sin embargo, desde ese momento hasta la actualidad, su tasa de aparición ha disminuido radicalmente en nuestro país y en todos los países occidentales a escepción de Irlanda del Norte, sin que se sepa a ciencia cierta la causa.

Se ha podido comprobar que existen determinados países donde la aparición de este cáncer, aunque discretamente menor que en otras épocas, aún permanece elevada. Estos países son asiáticos, como Japón y China, o sudamericanos, como Chile.

Se ha podido comprobar que personas que emigran desde esos países hasta países occidentales, siguen manteniendo el riesgo elevado de padecer este tipo de tumor; sin embargo, en sus descendientes este riesgo va disminuyendo.

De igual manera ocurre con los individuos occidentales que se trasladan a vivir a países asiáticos: durante las primeras generaciones no padecen un aumento de esta probabilidad, pero sí en sucesivas generaciones.

Esto nos da una idea de que son determinados factores del ambiente, identificados en la *alimentación,* los responsables de este trastorno.

¿QUÉ TIPO DE ALIMENTACIÓN, Y EN QUE CONDICIONES SE HA DE PRODUCIR PARA QUE TENGAMOS ESTE PROBLEMA?

Parece ser que se ha relacionado la ingestión de alimentos como el pescado crudo con la aparición de este problema. Estos alimentos, una vez que pasan por el estómago, son transformados por diversos tipos de bacterias en sustancias cancerígenas,

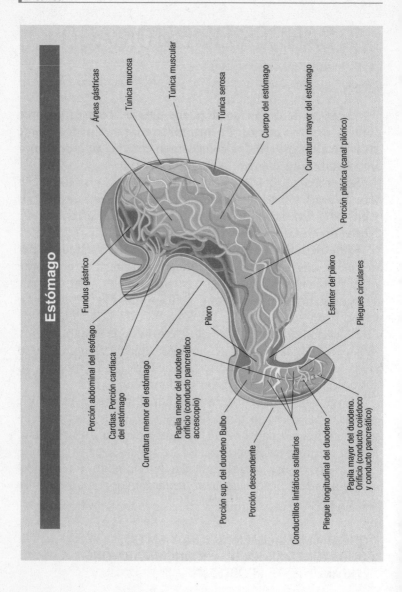

Estómago

- Áreas gástricas
- Túnica mucosa
- Túnica muscular
- Túnica serosa
- Cuerpo del estómago
- Curvatura mayor del estómago
- Porción pilórica (canal pilórico)
- Fundus gástrico
- Porción abdominal del esófago
- Cardias. Porción cardiaca del estómago
- Curvatura menor del estómago
- Papila menor del duodeno orificio (conducto pancreático accescopio)
- Píloro
- Esfínter del píloro
- Pliegues circulares
- Porción sup. del duodeno Bulbo
- Porción descendente
- Conductillos linfáticos solitarios
- Pliegue longitudinal del duodeno
- Papila mayor del duodeno. Orificio (conducto colédoco y conducto pancreático)

las cuales pueden producir, debido a una acción continuada en la mucosa del estómago, una alteración crónica que predispone al cáncer de estómago.

El responsable último de estos cambios es el paso de los nitratos presentes en algunos de estos alimentos a nitritos, potentes agentes cancerígenos.

Para que los nitratos puedan pasar a nitritos, será necesaria la acción de algunas bacterias. La proliferación bacteriana en el estómago será un suceso que dependerá de diversos factores.

En primer lugar, dependerá del tipo de alimentos que se ingieran. Como en los países asiáticos u otros, existe la posibilidad debido a un nivel socioeconómico más bajo, de que los alimentos se tomen en peores estados, debido a un nivel de conservación y de refrigeración menor, en ellos será más fácil la proliferación de estas bacterias.

El estómago humano se encarga a través de una serie de células especializadas de formar ácido, necesario para la digestión de los alimentos. El ácido es un importante agente que evita el crecimiento y proliferación bacterianas, lo que será un factor de protección frente al cáncer de estómago.

Pero es un hecho que las enfermedades que se encargan de reducir o anular la formación de este ácido, serán factores predisponentes para el cáncer. Dentro de éstas podemos considerar enfermedades como la ausencia de formación de ácido por el estómago (aclorhidria), o bien una enfermedad llamada anemia perniciosa.

La bacteria *Helicobacter pylori,* muy de moda en la actualidad, también se encontrará produciendo estas alteraciones.

Un hecho médico muy utilizado en la actualidad, y que podría en el futuro producir fenómenos cancerígenos, es la utilización de medicamentos protectores de la mucosa. Estos medicamentos son suprautilizados en nuestro medio, en general en el trasfondo de la protección de la mucosa gástrica contra los agentes antiinflamatorios. Al reducir la secreción ácida del estómago, estos agentes podrían producir a largo plazo una mayor predisposición al cáncer, aunque este extremo aún no está demostrado. Se debería realizar una reflexión crítica acerca de si es conveniente tomar de manera indiscriminada estas sustancia inhibidoras de la secreción, más aún sabiendo que no siempre producen un beneficio ni está justificado su uso completamente.

Dentro de los diferentes tipos de cáncer de estómago, el más importante, el más frecuente, y el que mayor número de muertes produce es el adenocarcinoma gástrico. Este cáncer procede de las células de la superficie del estómago denominadas, mucosa.

Dentro de este tipo, existen dos subtipos, uno mucho más maligno que el otro (y por tanto mucho más agresivo). El de peor pronóstico se denomina de tipo difuso, y el de mejor pronóstico se denomina de tipo intestinal.

La diferencia fundamental entre ellos radica en que el primero puede afectar de manera generalizada a todo el estómago, mientras que el segundo suele concentrarse de manera mucho más localizada, fundamentalmente a nivel de la parte inicial. Además, estos cánceres de tipo intestinal suelen erosionarse y ulcerarse, por lo que en muchas ocasiones, debajo de una úlcera de estómago existe una cáncer, hecho que habrá de ser tenido en cuenta por el médico que interpreta los resultados.

El cáncer de estómago es un cáncer agresivo. Esto quiere decir que tiene gran capacidad para salir del propio órgano e invadir estructuras tanto vecinas como distantes.

Cuando se escapa e infiltra estructuras vecinas puede invadir el propio hígado, el páncreas (ya que ambos órganos se encuentran localizados muy próximos entre sí y muy cerca del estómago). Además puede extenderse con suma facilidad hasta el peritoneo. El peritoneo es una fina capa de células que forma un manto que rodea o cubre a muchas de las estructuras intraabdominales. Esta capa o túnica puede verse sembrada de células tumorales procedentes de algún órgano, en este caso del estómago. A esto se le denomina carcinomatosis peritoneal.

Uno de los problemas principales que plantea el cáncer de estómago es el hecho de su diagnóstico precoz. Esto es, que cuando aparecen síntomas claros e inequívocos de cáncer de estómago éste está frecuentemente muy avanzado, lo que suele dificultar e incluso impedir un tratamiento curativo.

¿CÓMO SE MANIFIESTA UN CÁNCER DE ESTÓMAGO?

Este tipo de tumores tiene una manera de presentación variada, aunque habitualmente suelen comenzar como digestiones pesadas, saciedad precoz (sensación de que dejamos de tener hambre y nos saciamos con relativa poca cantidad de comida), ardores de estómago, o discretas molestias tras la comida.

Todos estos síntomas que podrían estar justificados por diversas enfermedades benignas y muy comunes del estómago, también podrían aparecer en el cáncer gástrico. Siempre que ocurra esto debe ser puesto en conocimiento del médico, el cual determinará las exploraciones más adecuadas a realizar en cada caso.

Si se consiguiese detectar el cáncer cuando solamente presenta el paciente esta sintomatología, es muy probable que se pueda tratar e incluso curar.

Si la sintomatología avanza, entonces significará que el cáncer también estará avanzando, lo que supondrá peores posibilidades de tratamiento.

Dentro de los síntomas, éstos suelen continuar con dolor más importante en la región gástrica, y cuando éste avanza más puede haber náuseas y vómitos, ausencia total de ganas de comer (anorexia), pérdida de fuerza y pérdida de peso. Cuando el tumor está muy avanzado puede detectarse una masa a nivel de la zona epigástrica, que puede corresponder al tumor que ha crecido lo suficiente como para palparse desde la superficie.

El cáncer de estómago puede metastatizar a través de los ganglios linfático y de la sangre.

Así, de esta manera, puede ir a parar al hígado, produciendo metástasis hepáticas que pueden ser la causa de muerte en un gran número de pacientes; también puede ir al ovario o a otros órganos.

La afectación de los ganglios linfáticos puede ir dese los ganglios supraclaviculares, los cuales se pueden observar debido a su tamaño encima de las clavículas, hasta los ganglios dentro del abdomen.

¿Cuáles son las pruebas que deberemos realizar para conseguir diagnósticar un cáncer de estómago?

Actualmente no cabe duda de que la prueba que más rentabilidad diagnóstica tendrá será la esofagogastroduodenoscopia, llamada para mayor simplificación endoscopia digestiva alta.

La realización de esta prueba tiene como origen el poder observar las características de la propia mucosa digestiva y tomar biopsias de las zonas que nos parezcan sospechosas de malignidad con el fín de analizarlas al microscopio y así llegar a un diagnóstico completo y definitivo del tipo de tumor.

Cuando en una gastroscopia se observen zonas ulceradas, será conveniente tomar una muestra de las mismas, ya que en muchas ocasiones lo que parece una úlcera gástrica benigna encierra por debajo un cáncer de estómago.

¿CÚAL ES LA MANERA MÁS EFICAZ DE TRATAR ESTE TIPO DE TUMORES?

La mejor manera de tratar estos cánceres es mediante la cirugía gástrica.

Los pacientes con cáncer de estómago sólo tendrán alguna posibilidad de sobrevivir en el caso de que la enfermedad se localice suficientemente antes de que haya producido metástasis. En estos casos, es decir, cuando no ha alcanzado todavía los órganos diana, la posibilidad de supervivencia será mayor, sobre todo si todavía no ha alcanzado los ganglios linfáticos regionales.

Antes de operar un cáncer de estómago, los cirujanos o los médicos que se encargan del paciente deberían estar muy seguros de hasta dónde han podido llegar las metástasis (sobre todo descartar su presencia en el hígado y en el peritoneo). Si no existen metástasis evidentes en estos órganos se deberá operar.

Está claro que ante este tipo de tumores lo más efectivos es quitar todo o casi todo el estómago. Esto dependerá del lugar donde se encuentre el tumor. Si está en la parte final del estómago, entonces se puede evitar quitarlo todo y simplemente probar con gastrectomía parcial, además de la extirpación de los ganglios de la zona.

Cuando el tumor no es solo distal sino que afecta a zonas más proximales o medias se deberá extirpar todo el estómago (gastrectomía total), junto a a la extirpación de los ganglios regionales.

Se calcula que sólo en uno de cada tres pacientes se logra, a pesar de la extirpación del estómago, una curación completa.

En muchas ocasiones, a pesar de que parece que no existiesen metástasis esto no es así, y pueden existir micrometástasis ganglionares o ya en los vasos sanguíneos, las cuales pueden dar la cara incluso ocho años después de la extirpación gástrica.

La posibilidad de que un paciente sometido a una gastrectomía total viva a los cinco años es tan solo del 20-25 por 100, y aquéllos sometidos a una gastrectomía parcial es de tan sólo el 10 por 100 a los cinco años. Esto nos da una idea de lo infausto que es el pronóstico en todos estos pacientes.

Las otras posibilidades terapéuticas que se podrían utilizar no han demostrado gran utilidad. Por un lado, la radioterapia no es un buen tratamiento. Se ha visto que estos tumores son radiorresistentes, y que la radioterapia tras la cirugía no ayuda a aumentar la supervivencia.

Tan sólo en algunos casos en los cuales el dolor es muy importante la radioterapia puede ayudar en algo a disminuir la masa tumoral y así ayudar a paliar en la medida de los posible el dolor.

Los medicamentos, es decir la quimioterapia, no son eficaces en este tipo de tumor. No se han mostrado eficaces ni antes de la cirugía ni después de ella. La utilización de la radioterapia después de la cirugía no se ha demostrado eficaz y no sirve para reducir las micrometástasis (es decir, aquellas metástasis microscópicas con capacidad para crecer y formar metástasis clínicamente evidentes, pero no visibles en el momento del tratamiento).

En la actualidad se están investigando algunos nuevos fármacos quimioterápicos pero no se sabe la posible repercusión que puedan tener en el tratamiento de estos problemas.

CUESTIONARIO

1. **¿En qué países es más frecuentes el cáncer de estómago?**
   a) En Estados Unidos.
   b) En Guinea Ecuatorial.
   c) En Colombia.
   d) En China, Japón y Chile.

2. **¿Cuáles de los siguientes tipos de cánceres pueden corresponder a un cáncer de estómago?**
   a) Melanoma.
   b) Sarcoma.
   c) Cistoadenoma.
   d) Adenocarcinoma de tipo intestinal y de tipo difuso.

3. **¿Cúal es la forma de presentación más típica del cáncer de estómago?**
   a) Dolor de cabeza, pérdida de peso y emisión de sangre por la boca.
   b) Dolor en la piernas en el abdomen y escozor al orinar.
   c) Náuseas, vómitos, anorexia, pérdida de peso y sensación de saciedad precoz.
   d) Vómitos verdosos y coloración amarillenta de la piel.

4. **Respecto al cáncer de estómago, cuál es la respuesta correcta:**
   a) Suele tratarse con buena respuesta con quimioterapia.
   b) Suele tratarse con buena respuesta con radioterapia.
   c) La supervivencia a los 5 años supera el 90 por 100.
   d) La única solución adecuada para sus curación es la extirpación del estómago.

CÁNCER DE PÁNCREAS

El cáncer de páncreas es uno de los tumores más mortales que existen. Se sabe que aproximadamente el 90 por 100 de todos los pacientes que padecen este tumor morirán. Aunque es un tumor que no se engloba dentro de los más frecuentes, sí que presenta un gran porcentaje de mortalidad.

Es un tumor claramente relacionado con la edad, de suerte que cuando los individuos viven más tiempo, como es el caso de nuestras sociedades occidentales, es más probable que aparezca.

Es un tumor que con gran dificultad se verá en individuos de menos de 50 años.

Uno de los factores que más se han relacionado con el cáncer de páncreas es el tabaco.

El abuso en el consumo de tabaco justifica gran parte de los cánceres de páncreas, y se sabe que aproximadamente la incidencia es el doble en fumadores empedernidos que en fumadores moderados. El abandono del hábito de fumar puede proporcionar reducción en la incidencia de este tumor.

Exinte además otras circunstancias asociadas a este tumor, como el ser diabético.

La diabetes, enfermedad que consiste en la falta de formación de insulina por el páncreas, puede ser un factor de riesgo. Las personas diabéticas, las cuales tendrán una incapacidad para incorporar la glucosa dentro de las células, y por tanto de que éstas funcionen de manera adecuada, al presentar de base una enfermedad pancreática, tendrán mayor probabilidad para tener un cáncer de páncreas.

Por otro lado, una enfermedad crónica del páncreas denominadas pancreatitis crónica, la cual consiste en una inflamación crónica de los conductos de células que forman el páncreas, con el tiempo y debido a la lesión crónica que estas células sufren, presentarán también una importante susceptibilidad a padecer un cáncer.

En esta páginas también desmentiremos el bulo creado ya hace algún tiempo que intentaba implicar al café en la formación de este tipo de tumores.

No se ha encontrado ninguna evidencia de que esta sustancia esté en relación con el cáncer. No existen estudios al respecto, ni evidencia clínica de que esto sea así.

¿CÓMO ESTÁN CONSTITUIDOS LOS CÁNCERES DE PÁNCREAS?

Dentro del páncreas existen dos tipos de estructuras principales, las células secretoras de insulina, llamadas células de los islotes pancreáticos, y las células que forman los conductos y las glándulas de secreción. Estas células formar una sustancia denominada jugo pancreático, el cual es esencial para una correcta digestión de los alimentos.

Los cánceres de páncreas pueden derivar de las células de los islotes o de las células de las glándulas y de los conductos.

Los más frecuentes, y además los más malignos son los cánceres de células ductales. Éstos son muy agresivos, teniendo una tasa de mortalidad enorme.

En cuanto a dónde se encuentran, su localización puede ser diferente. La gran mayoría suele encontrarse en la cabeza del páncreas (70 por 100), el 20 por 100 en el cuerpo del páncreas, y el 10 por 100 restante en la cola del páncreas.

Esta localización de los tumores pancreáticos tendrá su importancia en cuanto a cómo nos podemos dar cuenta de su presencia.

El páncreas es un órgano alargado, con una parte más ancha localizada muy cerca del hígado y casi en contacto con la vesícula biliar y sus canales de evacuación. A esta zona se la denomina cabeza del páncreas.

El resto del páncreas está formado por el cuerpo o zona central y por la cola, que es la parte más alejada de la cabeza, y que está cercana al bazo. El órgano se encuentra por detrás del estómago, y en contacto con el peritoneo.

Cuando un tumor pancreático crece, puede hacerlo desde una de estas tres localizaciones.

Como sabemos, y puesto que lo más importante a la hora de realizar un diagnóstico precoz del cáncer es darnos cuenta de que existe, podemos decir que de las tres localizaciones antes dichas, el crecimiento a partir de la cabeza pancreática es el que le confiere un mejor pronóstico.

Esto es así simplemente porque cuando una masa de la cabeza del páncreas crece, al estar cerca del higado y de la vesícula biliar puede comprimir a ésta, provocando síntomas de obstrucción biliar, los cuales son muy evidentes, sobre todo por el color amarillo de la piel, y por la coloración oscura de la orina.

Sin embargo, los tumores del cuerpo y de la cola son mucho más difíciles de diagnosticar, puesto que el crecimiento del páncreas puede seguir su curso, sin sintomatología clínica evidente, hasta que el tumor haya alcanzado un tamaño enorme, momento en el cual puede manifestarse por dolor muy importante a nivel de la boca del estómago, pero que se suele corresponder con metástasis extrapancreáticas, lo que desgraciadamente le conferirá un pronóstico infausto.

Por tanto, y una vez dicho lo anterior, será fácil establecer la manera de presentación del tumor. Puede comenzar con ictericia (color amarillo de la piel) si es un cáncer de cabeza del páncreas, o bien por un síndrome constitucional (llamado éste a la falta de apetito, la pérdida de peso, y el cansancio intenso), junto con dolor a nivel de la boca del estomago, que suele ser de comienzo ligero y discreto, continuándose más tarde con un dolor intenso, pesado que en ocasiones se torna insoportable, y que suele corresponder con infiltración del tumor de los nervios posteriores al páncreas.

La presencia de este tipo de dolor se asocia a metástasis y a un mal pronóstico, puesto que suele corresponder a tumores del cuerpo y la cola del páncreas.

Otras sintomatologías acompañantes que en ocasiones se pueden observar en estos tumores son la depresión, asociada a los tumores de la cola del páncreas, y la trombosis de las venas del cuerpo, fundamentalmente la de las piernas, que puede fluctuar y afectar a diferentes zonas venosas corporales.

¿QUÉ ES LA TROMBOFLEBITIS?

La tromboflebitis es la formación de un trombo en una de las venas del cuerpo. Puede haber numerosos factores que influyen en la formación de los mismos, pero fundamentalmente la inmovilización, los factores genéticos y algunos tipos de tumores, así como la toma de anticonceptivos orales en la mujer, pueden justificar la aparición de este problema en la persona que lo padece.

Dentro de los tumores que más se asocian a la tromboflebitis estarán el cáncer de páncreas, el cáncer de estómago, así como los tumores ginecológicos.

Las manifestaciones clínicas más relevantes de estos tumores serán por un lado la hinchazón de las extremidades inferiores, junto a un aumento del calor local y dolor a la palpación en estas zonas.

La principal complicación de una trombosis venosa será el paso de uno de estos trombos venosos al pulmón, produciendo un tromboembolismo pulmonar.

Esto puede llegar a ser mortal. Por tanto, una vez que se ha realizado el diagnóstico de una trombosis venosa, será necesario establecer cuanto antes un tratamiento anticoagulante con sintrón para evitar la posibilidad de un tromboembolismo pulmonar.

Retomando el cáncer de páncreas, algunas personas que padecen esta dolencia pueden presentar intolerancia a los hidratos de carbono, incluso algunos presentar una diabetes franca tras unos meses. La aparición de niveles de azúcar alta en la sangre, unido a unos signos y síntomas de cáncer de páncreas nos podrían ayudar a establecer un diagnóstico correcto.

En todos los pacientes en los que se sospeche un cáncer de páncreas, será imprescindible realizar tanto una prueba de imagen para establecer el diagnóstico, como intentar llegar al tumor para tomar muestras y analizarlo.

Actualmente la prueba que más rentabiliadad está demostrando en el diagnóstico del cáncer es el TAC abdominal. El TAC supera a la ecografía abdominal en cuanto a la definición de las imágenes, sobre todo del cuerpo y de la cola pancreática, en ocasiones imposibles de observar con una simple ecografía.

Una vez identificado el tumor mediante el TAC, sería preciso pinchar la masa del páncreas para así saber con absoluta certeza el tipo de células del tumor y establecer el tratamiento más adecuado.

¿CUÁL ES EL TRATAMIENTO MÁS CORRECTO PARA ESTE TIPO DE TUMOR?

Al igual que el cáncer de estómago visto anteriormente, el cáncer de páncreas es un tumor muy poco agradecido en cuanto a su tratamiento.

Solamente el 10 por 100 de las personas que lo padecen presentarán una curación completa, tristemente falleciendo tras un período corto de tiempo el resto. Estas altas tasas de mortalidad no han variado mucho con el transcurso del tiempo, y esto debido a que todavía sigue siendo muy difícil es diagnóstico precoz, único medio adecuado para realizar unas adecudas intervenciones con posibilidades reales de curación.

El tratamiento más adecuado del tumor de páncreas es la extirpación del mismo. La cirugía es el único medio eficaz conocido para este tipo de tumor.

La extirpación sólo se deberá realizar cuando no existan metástasis a distancia.

Para evaluar la presencia de metástasis a distancia, el paciente será sometido sobre todo a una radiografía de tórax, y a un TAC torácico abdominal, para detectar masas tumorales en otros lugares. Si esto es normal, se deberá extraer el páncreas.

Al igual que en el cáncer de estómago, la utilización de la quimioterapia y de la radioterapia es controvertida y no se ha demostrado que posea efectos claros.

En aquellos casos en los que el tumor sea inoperable debido a que existan metástasis a distancia, la probabilidad de supervivencia estará muy disminuida.

La supervivencia en casos con metástasis a distancia es de 6 meses, en la mayoría de los casos incluso menos.

CUESTIONARIO

1. **Respecto al cáncer de páncreas una de las siguientes preguntas es falsa:**
   a) Está asociado a la diabetes mellitus.
   b) Está asociado al hábito de fumar.
   c) Está asociado a la pancreatitis crónica.
   d) Está asociado al consumo de tabaco.

2. **Respecto a la malignidad del cáncer de páncreas una es verdadera:**
   a) Se curan más del 90 por 100 de los mismos
   b) Son muy malignos, sobre todo los del cuerpo y la cola del páncreas.
   c) En cuanto a la mortalidad global, ocupan el décimo lugar.
   d) Son absolutamente benignos.

3. **En cuanto a la forma de presentación clínica las siguientes afirmaciones son correctas menos una:**
   a) Es totalmente asintomático.
   b) Nunca se producirá ictericia.
   c) El dolor en la boca del estómago es uno de los síntomas de presentación.
   d) El dolor abdominal intenso es muy precoz y cuando aparece, la posibilidad de curación del cáncer es muy elevada.

4. **Respecto a la tromboflebitis se puede decir que es correcto todo lo siguiente menos una:**
   a) Nunca produce tromboembolismo pulmonar.
   b) Suele afectar a las venas de las piernas.
   c) Se debe tratar con anticoagulantes como el sintrón.
   d) Suele asociarse a la aparición de determinados tumores como el cáncer de páncreas.

CÁNCER DE MAMA

El cáncer de mama es el tumor maligno más frecuente en la mujer de los países industrializados y de raza blanca, representando el 32 por 100 de los cánceres en las mujeres.

La incidencia del cáncer de mama, es decir, la aparición de nuevos cánceres de mama, ha aumentado en los últimos años, particularmente en las mujeres de edad comprendida entre los 45 y los 55 años.

Se calcula que una de cada diez mujeres padecerá cáncer de mama. Actualmente se sabe que aparecen 107 nuevos cánceres de mama por cada 100.000 habitantes.

La incidencia de cáncer de mama varía en España según las distintas áreas geográficas, entre un 36 por 100.000 habitantes, que constituye la tasa más baja corresponde a la región de Murcia, a un 60,7 por 100.000, tasa que se da en Tarragona.

La mortalidad por cáncer de mama se mantiene estable en los últimos años, siendo de 17,71 por cada 100.000 habitantes.

¿QUÉ FACTORES INFLUYEN EN LA APARICIÓN DE UN CÁNCER DE MAMA?

Existe una clara evidencia de que existen muchos factores que incrementan el riesgo de padecer un cáncer de mama. Los más conocidos son los que siguen:

• Sexo. El cáncer es 100 veces más frecuente en la mujer que en el hombre.

• Edad. El cáncer de mama aumenta con la edad. El 19 por 100 de los casos corresponde a mujeres de menos de 40 años.

• Raza. Es más frecuente en las mujeres de raza blanca que en las de raza negra. Esto sólo es cierto para mujeres de más de 45 años, entre 40 y 45 años la incidencia es similar, mientras que por debajo de 40 años la raza negra presenta una incidencia superior.

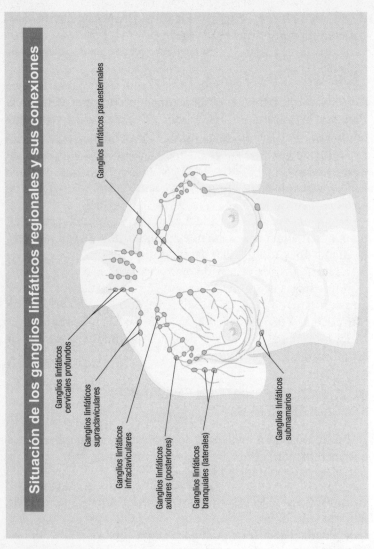

Situación de los ganglios linfáticos regionales y sus conexiones

Ganglios linfáticos paraesternales

Ganglios linfáticos cervicales profundos

Ganglios linfáticos supraclaviculares

Ganglios linfáticos infraclaviculares

Ganglios linfáticos axilares (posteriores)

Ganglios linfáticos branquiales (laterales)

Ganglios linfáticos submamarios

• Si los familiares directos femeninos han presentado un cáncer de mama habrá el doble de posibilidades de presentar esta enfermedad en comparación con las que carecen de este antecedente. Además, si el cáncer familiar aparece a edades tempranas, se incrementa el riesgo de cáncer precoz en la adolescencia.

En estos cánceres familiares la causa genética constituye un papel muy importante.

Si una descendiente de un familiar con cáncer de mama contiene cierto material genético, la probabilidad de que padezca un cáncer de mama es del 85 por 100. El gen responsable de estos tumores heredados genéticamente se denomina BRCA1 Y BRCA2.

- Antecedentes de padecimiento de otros tipos de cáncer. Las mujeres que han padecido un cáncer de mama tienen un riesgo aumentado de padecer cáncer en la otra mama. También las mujeres que tuvieron cáncer de endometrio (útero), y de ovario presentan mayor riesgo de cáncer de mama.

- Enfermedades mamarias previas. Las mujeres que tuvieron otras lesiones mamarias benignas (por ejemplo la mastopatía fibroquística) tienen un incremento del riesgo de padecer cáncer de mama.

- Menopausia. El hecho de comenzar con la menopausia en épocas más tardías de lo habitual (menopausia tardía o retrasada), incrementa el riesgo de padecer cáncer de mama.

Parece ser que las mujeres que tienen la menopausia a los 55 años o después presentan el doble de posibilidades de padecer cáncer de mama que aquellas cuya menopausia ocurre antes de los 45 años.

- Paridad y edad del primer embarazo. El hecho de no haber tenido hijos incrementa el riesgo de cáncer de mama.

Igualmente, aumenta el riesgo en aquellas personas que presentan un embarazo en etapas tardías de la vida. Se ha calculado que por cada año que se retrase el primer hijo, se incrementa el riesgo de padecer cáncer de mama en el 3,5 por 100, de manera que una mujer que pare su primer hijo antes de los 20 años presenta la mitad de riesgo que la que lo tiene después de los 30.

- Anticonceptivos. Los anticonceptivos puede incrementar el riesgo de padecer cáncer de mama, cuando la toma se efectua poco después de comenzar con el ciclo menstrual en mujeres muy jóvenes de aproximadamente menos de 23 años, y se prolonga largo tiempo antes del primer embarazo. Suelen ser cánceres que comienzan antes de los cuarenta años.

● Lactancia. La lactancia disminuye el riesgo de cáncer.

● Obesidad. Después de la menopausia auementa el riesgo de padecer cáncer de mama, probablemente por la producción de estrógenos en la grasa a partir de andrógenos originados en la suprarrenal.

● Dieta. Parece ser que una dieta rica en grasas incrementa el riesgo de cáncer de mama. Una dieta rica en vegetales y vitamina A lo disminuye.

En algunos estudios se ha observado un incremento del riesgo relativo de padecer cáncer de mama (entre el 50-100 por 100) en mujeres que consumen alcohol. Ni el café ni el tabaco incrementan el riesgo de padecer cáncer de mama.

● Otros. Existen otros factores de riesgo diversos, como por ejemplo las radiaciones ionizantes, las cuales parecen incrementar el riesgo en mujeres que han recibido altas dosis.

Así mismo, el lugar de residencia es importante, ya que parece aumentar el riesgo en las mujeres que viven en la ciudad más que en los pueblos.

De todos los factores de riesgo aquí señalados, los más importantes serán:

● Mujeres mayores de 30 años con historia familiar de cáncer de mama.

● Lesiones anteriores en la mama, aunque éstas fueran benignas.

● Cáncer en otros lugares : ovario, útero, colon o de la otra mama.

● Mujeres mayores de 50 años, sin hijos o con el primer embarazo después de los 35.

● Menopausia despues de los 52 años.

Una vez vistos los principales factores de riesgo, se debe decir que bajo el epigrafe de cáncer de mama se esconde un tumor que sobre todo afectará a las células de los conductos secretores de las glándulas mamarias.

Por ello, los cánceres de mama serán adenocarcinomas. Existen numerosos tipos de tumores diferentes, que se diferenciarán de manera más o menos clara en el microscopio.

Dependiendo del tipo de células de las que estén compuestos, tendrán un mejor o un peor pronóstico. No es objetivo de este libro describirlos, así que los lectores interesados pueden acudir al apartado de bibliografía.

¿CÓMO SE PUEDE MANIFESTAR UN CÁNCER DE MAMA?

La manera en la que más frecuentemente se manifiesta un cáncer de mama es el descubrimiento casual de una masa o tumor en la mama de la mujer, cuando ésta se está duchando o vistiendo.

Habitualmente, es la propia mujer la que suele detectarse la masa por su propia exploración, más que el hallazgo por parte del médico. Por todo ello, es importante la autoexploración.

La realización del autoexamen exploratorio mensual de las mamas es una de las medidas más eficaces para la detección precoz del cáncer de mama y es muy recomendable insistir en él para las campañas de divulgación contra el cáncer.

La mujer debería consultar con el médico si nota algún cambio con respecto a la exploración del mes anterior.

De todos los signos de alarma que nos llevan a sospechar la existencia de un cáncer de mama, y motivo por tanto de consulta, será una masa en la mama (81 por 100 de los casos), seguido a gran distancia de otros síntomas como la secreción de material líquido por el pezón, o la retracción del pezón.

Dentro de los motivos más frecuentes de consulta en la consulta del ginecólogo se pueden destacar, según el orden de frecuencias:

- Tumor o masa mamaria (81,4 por 100).
- Retracción del pezón (5,7 por 100).
- Aparición o secreción de sangre por el pezón (3,8 por 100).
- Ulceración o herida del pezón (2,8 por 100).
- Aparición de un bulto en la axila (adenopatía axilar 2,5 por 100).
- Dolor de la mama (2,2 por 100).
- Úlceras de la piel (1,6 por 100).

¿CÓMO SE PUEDE REALIZAR UN BUEN EXAMEN FÍSICO DE LA MAMA Y UNA BUENA EXPLORACIÓN?

El examen cuidadoso de la mama es esencial para el diagnóstico precoz.

Dentro de la palpación, ésta debe iniciarse en la parte superior de la mama y en la zona de la axila. La palpación deberá hacerse con la yema de los dedos y ha de ser suave.

Si existen ganglios linfáticos, éstos se reconocerán porque son moviles, de consistencia más o menos dura, adheridos a la piel, y no dolorosos.

Se deberá realizar la exploración con el hombro del lado que se va a explorar elevado, para así desplazar la mama hacia la parte media del torax, de modo que se puede convertir la misma en una masa flotante, fácil de manejar. Los dedos de la mano han de estar juntos formando un solo plano que se desplazará tangencialmente sobre la mama.

Dentro de las características de las masas se deberán describir algunas como:

• El tamaño de la tumoración.

• Forma del tumor (los tumores malignos suelen ser bastante irregulares).

• Delimitación del tumor (grado de nitidez con que se perciben los bordes).

• Consistencia (los tumores suelen tener consistencia leñosa).

• El grado de movilidad, un menor grado de movilidad de la masa indicará una mayor probabilidad de malignidad).

• Sensibilidad al dolor, los tumores malignos casi nunca duelen a la palpación.

• Si existe o no inflamación. Los fenómenos inflamatorios que cursan con dolor, calor y enrojecimiento han de ser diferenciados de los tumores benignos.

El objetivo primordial del estudio del cáncer de mama consiste en realizar un diagnóstico precoz de éste. El estudio se puede realizar mediante una serie de medios diagnósticos, siendo el principal de ellos la mamografía. Se trata de la principal exploración radiológica de la mama, aunque existen otras diversas técnicas radiológicas.

Consiste en el examen de la mama mediante rayos X de baja densidad. La mamografía es el mejor método de diagnóstico del que se dispone en la actualidad, con un mayor índice de exactitud que el resto de las exploraciones.

Solamente con la mamografía y una buena exploración de la mama es posible reducir en un tercio la mortalidad por cáncer en las mujeres mayores de 50 años.

La realización de la mamografía es muy importante, pues al realizarla podemos diagnosticar lesiones no palpables hasta en el 20-30 por 100 de los casos.

Actualmente existe la posibilidad de mejorar la imagen de la mamografía mediante la realización de una mamografía digitalizada, que consiste en disponer de una mayor gama de colores (grises) con el fin de poder contrastar mejor las imágenes. Éste es un sistema de gran utilidad, ya que permite ver lesiones que no son visibles habitualmente para el ojo humano.

¿CUÁNDO SE DEBE REALIZAR UNA MAMOGRAFÍA?

Ésta es una exploración necesaria e imprescindible para todas las mujeres que presentan alguna sintomatología o que están incluidas en los grupos de riesgo elevado que se establecieron anteriormente.

Se recomienda que toda mujer debería practicarse una mamografía de base entre los 35 y los 40 años, para repetirla de los 40 a los 50 cada dos años y anualmente a partir de esa edad.

Gracias a la mamografía se descubren cada día más cánceres no palpables, única forma de la que se dispone para el diagnóstico precoz de estas enfermedades.

Existen numerosas formas de visión de un tumor dentro de una mamografía. Existen muchos patrones radiológicos que indican la existencia de un cáncer de mama. Sin embargo, no es fácil para el radiólogo, en muchas ocasiones, determinar la existencia de un cáncer, sobre todo en las mamas de las mujeres jóvenes, ya que en éstas las imágenes que se pueden observar en una mama normal pueden confundirse con las de una mama patológica.

Durante muchos tiempo se ha discutido si el uso repetido de la mamografía podría desencadenar un cáncer por el estímulo de radiaciones ionizantes que representa.

Este temor es en estos momentos injustificado, pues la radiación que se recibe es muy pequeña o prácticamente despreciable, siendo menor, que la que se recibe al realizar una placa de abdomen, por poner un ejemplo.

Exsisten otros métodos radiográficos de apoyo a la mamografía que se utilizan en ocasiones determinadas como la *xeromamografía, la neumooncografía, la neumocistografía etc.*

Existen además de estos, otros métodos diagnósticos más complejos que los anteriores, y que no obtienen una rentabilidad mucho mayor. Uno de estos métodos es la utilización de imégnes *termográficas.*

Habitualmente las mamas son zonas frías sobras las que corren zonas calientes que corresponden a las venas. Además, entre las diferentes zonas de las mamas no puede existir una gran diferencia de temperatura.

Cuando sobre una mama existe aumento de la vascularización (de las venas), o bien existe un aumento de la temperatura de manera importante en una región con respecto a las demás, estaremos ante la posibilidad de un cáncer de mama.

Sin embargo, la termografía no es una buena técnica diagnóstica, ya que puede detectar tumores donde no los hay, y no detectarlos en lugares donde existen. Muchos tumores benignos o inflamaciones inespecíficas pueden simular un cáncer de mama, lo que nos llevará a calificar como tal lo que en realidad no lo es.

La tasa general de falsos positivos es del 12-15 por 100, situación que indica que de todas las termografías que se realizan, es muy alta la cantidad de las mismas que dicen que existe un tumor cuando no lo hay.

Parece ser que la termografía aislada como método de detección del cáncer de mama no se debe utilizar, aunque sí unida a la ecografía. En este caso, primero se debería realizar la termografía y sólo en aquellas que estén alteradas se debería realizar la mamografía para esclarecer mejor las lesiones anormales.

Otra de las técnicas con mayor aprobación es la ecografía mamaria.

Esta técnica se comenzó a utilizar para el estudio de la mama en la década de los 80. Sigue siendo, al igual que la termografía, una técnica poco sensible, por lo que no se debería utilizar de forma aislada para el diagnóstico del cáncer de mama; sin embargo sí se puede utilizar unida a la mamografía.

Existen algunas indicaciones claramente aceptadas para su uso, de manera que el paciente debe saber que es una prueba útil en algunas circunstancias como:

• El estudio de los quistes de la mama es mucho mejor el estudio con ecografía que con mamografía.

• En mamas de jóvenes que son fibrosas, o en displasias fibrosas, se observa mejor la estructura con ecografía que con mamografía.

• Para dirigir la punción en caso de que haya que biopsiar una masa.

• Para caso de mamas pequeñas.

• Para el caso de mamas operadas, como método para ver el estado de las cicatrices.

La capacidad de la ecografía para detectar un cáncer aún es controvertida pero puede rondar desde el 58 al 95 por 100.

Parece ser que la eficacia de la ecografía dependerá del tamaño del tumor ya que tumores pequeños, de menos de 0,5 cm, son muy poco probables de detectar.

La mayoría de los investigadores coinciden en señalar que la mamografía por rayos X es superior a la ecografía para detectar grandes masas de población, por la posibilidad de la mamografía de detectar lesiones muy precoces y también de poder detectar microcalcificaciones, que en ocasiones revelan la existencia de un tumor.

Cuando se consigue realizar un estudio de la mama usando ambos métodos, tanto la ecografía como la mamografía, es posible el diagnóstico de un cáncer de mama en el 96 por 100 de los casos.

En conclusión podemos decir que la mamografía radiológica es superior a la ecografía, aunque ésta puede prestar una ayuda eficaz en algunos casos. Siempre la ecografía complementará a la mamografía y no al revés, de suerte que la primera prueba que se habrá de realizar será una mamografía y después, como apoyo, una ecografía.

Todavía existen dos técnicas diagnósticas que el paciente debe conocer para que sepa las medidas más adecuadas al uso para el diagnóstico del tumor.

Como se sabe, uno de los objetivos del diagnóstico del cáncer es conocer qué tipo de células son las presentes en el tumor. Para ello debemos obtener una muestra bien por punción aspiración, que consiste en pinchar la masa con una aguja y aspirar una muestra para analizarla posteriormente al microscopio, o bien por la realización de una biopsia.

La biopsia se podría realizar con la paciente ingresada o ambulatoriamente, y constituye un medio muy adecuado para el diagnóstico.

Mediante la misma se puede saber con exactitud el tipo de tejido y confirmarse con absoluta seguridad el diagnóstico de cáncer.

¿CUÁL ES EL PROTOCOLO QUE SE HABRÍA DE SEGUIR EN EL DIAGNÓSTICO DEL CÁNCER DE MAMA?

El diagnóstico del cáncer de mama es un proceso, secuencial que comprende una serie de pasos entre los que destacan:

- Una analítica general completa.
- Pruebas de función hepática.
- Ecografía o gammagrafía hepáticas.
- Radiografía de tórax anteroposterior y lateral.
- Gammagrafía ósea.
- Marcadores tumorales.

Todas estas pruebas, tendrán como finalidad conocer con exactitud el alcance del tumor y saber si solo se limita a la mama, a los gánglios linfáticos de la zona, o bien también se ha escapado a otros órganos como el hígado, el pulmón, el hueso etc.

Para la evaluación correcta del cáncer de mama, existen una serie de marcadores tumorales, es decir, un conjunto de elementos que se elevan en la sangre de los pacientes afectados, y que pueden jugar un papel relevante en su diagnóstico y en el seguimiento y detección precoz de posibles metástasis con el tiempo.

Dentro de los marcadores tumorales más utilizados, destacan el antigenocarcinoembrionario (CEA), el cual se detecta en el 20 por 100 de los cánceres mamarios localizados y en el 70 por 100 de los cánceres de mama metastásicos.

El CA-15 , EL CA-549 y el TAG-12 presentan una sensibilidad semejante al CEA, entre el 20 y el 30 por 100 de los cánceres de mama localizados y en el 60-80 por 100 de las metástasis.

Como resumen podemos decir que en la práctica clínica se aconseja determinar el CA-15 sólo o asociado al CEA. El uso de estos marcadores no resulta útil para el diagnóstico del cáncer de mama, pero puede ayudar, ya que valores muy elevados pueden ensombrecer el pronóstico.

Estos marcadores juegan un papel muy destacado en la detección precoz de recidivas, es decir, pueden ser útiles para decirnos, una vez que el tumor se ha tratado y se ha curado, cuándo éste puede haber aparecido nuevamente.

Además, también se pueden usar para determinar la respuesta al tratamiento.

¿CÓMO DETERMINAR EL PRONÓSTICO DE UN CÁNCER DE MAMA?

Existen numerosos factores asociados al tumor que pueden jugar un importante papel en este asunto:

• La situación: parece que los cánceres situados detrás de la areola tendrán un peor pronóstico.

• El tamaño: cuanto mayor sea el tumor tendrá peor pronóstico.

• El tipo de células tumorales de que esté compuesto, es decir, el tipo histológico. El carcinoma ductal infiltrante es el tipo histológico que presenta una mayor frecuencia de fracasos terapéuticos.

• Los bordes del tumor. Aquellos tumores con borden precisos, nítidos y circunscritos tienen mejor pronóstico que los que presentan bordes irregulares.

• Invasión vascular y linfática. Si existen trombos tumorales en los vasos que circundan al tumor constituye un dato de mal pronóstico.

• Adenopatías axilares. El resultado del estudio de la axila constituye el mejor factor pronóstico, a condición de que haya hecho una extirpación correcta de los ganglios linfáticos, y que el estudio al microscopio de su contenido se realice de manera adecuada.

Para que un estudio de los ganglios linfáticos sea adecuado y satisfactorio se deberán estudiar al menos 10 ganglios axilares. Para ello se deberán obtener ganglios linfáticos en el propio acto quirúrgico y posteriormente analizarlos, ya que los que se biopsian sólo antes de la operación no son suficientes, al existir la posibilidad de que estén infiltrados algunos que no son palpables.

La afectación de los ganglios influye de manera importante sobre la supervivencia.

Cuando los ganglios no están afectados, los porcentajes de supervivencia a los 10 años en la mayoría de las estadísticas superan el 70 por 100, mientras que cuando lo están, las tasas son mucho más bajas.

Si están afectados entre uno y tres ganglios, los porcentajes oscilan entre 30 y 60, mientras que si los afectados son más de tres, los porcentajes de supervivencia son inferiores al 25 por 100 a los 10 años.

Cuanto mayor es el tumor, mayores son las posibilidades de afectación ganglionar

• Receptores hormonales: la presencia en el tumor de una serie de receptores que permiten unirse a unas hormonas denominadas estrógenos (hormonas femeninas que predominan en la mujer), nos permite conocer la hormonodependencia del tumor, y por tanto su posible respuesta al tratamiento hormonal.

Además, aquellos tumores que sean hormonodependientes tendrán en general un mejor pronóstico.

¿CÚAL ES EL TRATAMIENTO MÁS APROPIADO PARA EL CÁNCER DE MAMA?

Dentro de los tratamientos más empleados para este tipo de tumores destacan:

- La cirugía.
- La terapia hormonal.
- la quimioterapia.
- La radioterapia.

La cirugía se ha utilizado y se sigue utillizando en el tratamiento de este tumor.

Existen diferentes tipos, el más utilizado consiste en extirpar la mama, la fascia del pectoral y el tejido graso existente entre los dos músculos pectorales, así como las formaciones ganglionares a este nivel, así como en la axila. A esto se le denomina mastectomía radical.

Sobre este tipo de mastectomía se han producido gran número de variantes, las cuales se pueden utilizar según los casos en el tratamiento de estos tumores.

La hormonoterapia consiste en la supresión de la actividad de los estrógenos sobre las células cancerosas, impidiendo así que la actividad estimulante de los mismos pueda producir aumento del tumor.

Este tratamiento sólo será efectivo en aquellos tumores en los que se haya demostrado que poseen receptores hormonales positivos.

En este sentido, el fármaco que se utiliza es el tamoxifeno. Este tratamiento se utiliza una vez al día. La duración del tratamiento con este fármaco ha de ser como mínimo de dos años.

Este medicamento aumenta la supervivencia de los pacientes que lo toman, y la supervivencia global fue superior en el grupo de mujeres tratadas con tamoxifeno, incrementándose entre 1 y 10 años.

El tratamiento, además, se ha mostrado eficaz tanto en pacientes que presentan ganglios linfáticos positivos en la axila como en aquellos que tienen ganglios linfáticos negativos en la misma zona.

La utilización del tamoxifeno y su tasa de efecto se ha mostrado superior en aquellos pacientes mayores de 50 años, aunque por debajo de 50 años también se puede mejorar la supervivencia.

Es importantísimo a la hora de determinar la utilidad del medicamento saber si tienen receptores de estrógenos positivos o negativos. Si presentan receptores de estrógenos positivos, el tratamiento con tamoxifeno tiene un efecto favorable positivo, sobre todo en la supervivencia global.

En muchas mujeres, sobre todo en aquellas entre los 50 y los 69 años, el tratamiento adyuvante con tamoxifeno y la poliquimioterapia aumenta la supervivencia.

Además, se ha demostrado que la quimioterapia reduce el riesgo de enfermedad cardiovascular.

Una de las opciones más utilizadas para el tratamiento de estos tumores, sobre todo en algunos casos, es la quimioterapia.

La quimioterpia se ha utilizado para el tratamiento de los cánceres diseminados, es decir, con metástasis justo cuando se realiza el diagnóstico, así como tras la cirugía de la mama cuando los ganglios axilares son positivos, es decir, se encuentran infiltrados.

Para cumplir el objetivo se han empleado un gran número de combinaciones de fármacos, pero independientemente de los fármacos que se utilicen, existen unos principios generales importantes, como es el hecho de que la utilización de más de un fármaco aumenta la supervivencia con respecto a la utilización de uno solo, a pesar de que esto también aumenta la tasa de efectos secundarios.

Además, la poliquimioterapia es más eficaz en casos con ganglios positivos que cuando éstos no se hallan afectados.

La poliquimioterapia tiene más efecto en mujeres jovenes que en aquellas con mayor edad.

Por último, se comentará la radioterapia. Éste es también un método válido y utilizado en algunas circunstancias.

Los casos en los que se suelen aplicar son tras la extirpación del tumor con la retirada de ganglios linfáticos, pues en estas situaciones da la posibilidad de irradiar la mama.

Se suele aplicar radioterapia durante 5 semanas. Con esta aplicación del tratamiento se suelen producir pocas recidivas (vuelta a aparecer del tumor), mejorando la supervivencia libre de enfermedad.

En ocasiones, tras haber quitado la mama por completo (mastectomía), puede utilizarse, extendiéndose la misma hacia las áreas ganglionares y hacia la pared del tórax, proceso éste que al ser más extenso produciría una mayor tasa de efectos adversos.

Bien aplicada, la radioterapia alarga el intervalo libre de enfermedad y disminuye las recidivas locales, de forma que aumenta la supervivencia y disminuye las metástasis. En este caso también se pueden emplear 5 semanas de tratamiento.

Cuando el cáncer de mama está muy avanzado, es decir cuando ha producido ya ulceración de la superficie cutánea de la mama, nódulos o bultos cutáneos, edema o aumento del volumen del brazo con calor local, entonces, tenemos cánceres de mal pronóstico.

En estos casos se debe combinar la quimioterapia y la radioterapia.

CUESTIONARIO

1. De los siguientes comentarios sobre el cáncer de mama uno es correcto:
a) Los embarazos protegen contra el cáncer de mama.
b) Es más frecuente en hombres que en mujeres.
c) Suele asociarse más a mujeres que tienen hijos en etapas tempranas de la vida.
d) Tomar mucha cebolla favorece su formación.

2. Respecto a la autoexploración mamaria, sólo una es cierta:
a) Debe realizarse obligatoriamente a diario.
b) Debe realizarse obligatoriamente semanalmente.
c) Debe abarcar toda la mama, comenzando por los cuadrantes superiores y se deberá realizar con la palma de la mano.
d) Debe abarcar toda la mama, comenzando por los cuadrantes superiores y se deberá realizar con la yema de los dedos.

3. La forma más frecuente de manifestarse un cáncer de mama será:
a) Mediante una tumoración palpable.
b) Mediante la secreción de sangre por el pezón.
c) Por la ulceración o formación de una herida profunda a nivel de la piel de la mama.
d) Por dolor de espalda, dolor de pecho y gran sudoración nocturna.

4. Respecto a la mamografía para el diagnóstico precoz del cáncer de mama, es cierta sólo una de las siguientes afirmaciones:
a) No es en absoluto efectiva.
b) Es efectiva, pero lo es mucho más la ecografía mamaria como método de *screening* en la población general.
c) La termográfia unido a la radiografía de tórax es el método que hasta el momento se ha demostrado más eficaz.
d) La mamografía es la mejor prueba hasta el momento como *screening* del cáncer de la mama.

5. **Respecto al tratamiento del cáncer de mama, una de éstas es falsa:**
   a) No existe ningún tratamiento eficaz para el cáncer de mama.
   b) Se puede utilizar la cirugía.
   c) Se puede utilizar la quimioterapia.
   d) Se puede utilizar la radioterapia.

CÁNCER DE COLON

El cáncer de colon, también denominado cáncer del intestino grueso, es la segunda causa de muerte por cáncer, únicamente superado por el cáncer de pulmón. Esto nos da una ligera idea de la importancia que tiene este tipo de tumor.

Es éste un tipo de tumor extremadamente frecuente, cuya frecuencia no ha variado en los últimos 40 años, siendo, además, muy elevada.

Es muy importante señalar que este tumor se asocia a la edad adulta, presentándose con mayor frecuencia en ancianas, y casi siempre en personas mayores de 50 años.

Aunque se ha dicho que su frecuencia es muy elevada, a la par que su mortalidad, ésta ha disminuido en los últimos años, sobre todo en las mujeres.

¿CÚAL ES LA SECUENCIA DE APARICIÓN DE UN CÁNCER DE COLON?

Como todo cáncer, el de colon aparece tras la modificación del material genético de ciertas células, necesitándose la activación de unos genes promotores de la carcinogénesis, y desactivándose otros genes que justamente protegen de la formación de tumores.

Pero lo verdaderamente característico del cáncer de colon es que sigue un proceso secuencial, pasando por diferentes momentos o estadios, los cuales podrán tratarse y reconocerse antes de que se llegue al estadio final del cáncer.

Estas lesiones a las que nos referimos se denominan pólipos del colon. Los pólipos del colon son crecimiento o protuberancias que aparecen sobre la mucosa del colon con el transcurso de los años.

Estas lesiones aparecen en aproximadamente el 30 por 100 de la población adulta. De esta población, sólo el 1 por 100 desarrollara un cáncer de colon, porcentaje pequeño, pero

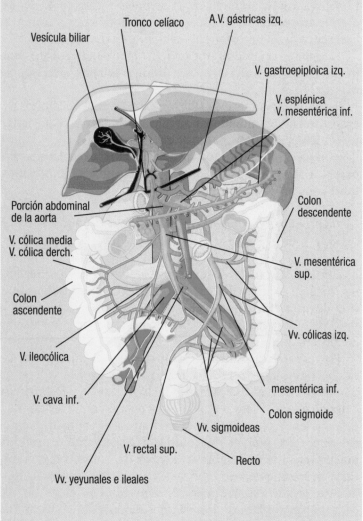

Visión de vísceras abdominales incluido el colon

Vesícula biliar

Tronco celíaco

A.V. gástricas izq.

V. gastroepiploica izq.

V. esplénica
V. mesentérica inf.

Porción abdominal
de la aorta

Colon
descendente

V. cólica media
V. cólica derch.

V. mesentérica
sup.

Colon
ascendente

Vv. cólicas izq.

V. ileocólica

mesentérica inf.

V. cava inf.

Colon sigmoide

Vv. sigmoideas

V. rectal sup.

Recto

Vv. yeyunales e ileales

nada desdeñable, lo que significa que los médicos y los pacientes habrán de estar pendientes del control de estos pólipos con el fín de controlar su crecimiento antes de la transformación en malignos.

Existen varios tipos de pólipos de colon. No todos presentan la misma posibilidad de transformación maligna.

En primer lugar, los pólipos con poder cancerígeno serán aquellos que tienen en sus células la posibilidad de cambiar, esto sólo ocurrirá con los pólipos adenomatosos.

El resto de los pólipos (por ejemplo los hiperplásicos, compuestos de crecimiento de un tejido normal), no presentarán ningún potencial de malignidad.

Además, dentro de los pólipos adenomatosos, tampoco todos poseerán la misma capacidad tumoral, puesto que aquellos que cuelgan de la mucosa, denominados pediculados, tendrán una menor capacidad de malignización que los pólipos sésiles, es decir aquellos que no cuelgan, sino que están pegados a la propia mucosa.

Por otro lado, el tipo de célula del que estén compuestos los tumores, constituirá un punto importante en cuanto a la capacidad de malignización, al igual que el tamaño.

El tamaño es uno de los factores más importantes que influyen en la malignización. Cuando los pólipos son pequeños (1,5 cm), solo malignizarán menos del 2 por 100. Cuando son de 1,5-2,5 cm malignizarán del 2 al 10 por 100, mientras que cuando son mayores de 2,5 cm malignizarán más del 10 por 100

En resumen, los pólipos del colon son los antecesores del cáncer de colon. No todos son iguales, ni todos tienen la misma capacidad para malignizar.

De todos ellos los sésiles vellosos y de superficie mayor a 2,5 cm son los que tendrán un mayor poder malignizante, siendo los más peligrosos, y por tanto a los que debemos prestarles mayor atención.

La existencia de estos pólipos deberá exigir del médico una actitud atenta, con repetición de colonoscopias periódicas (generalmente cada 3 años, para determinar la evolución y control de estos pólipos).

La colonoscopia es la técnica más eficaz para ver el colon y establecer las posibles enfermedades que en él se producen.

Consiste en la introducción de un tubo flexible por el ano, el cual va provisto de una cámara que filma toda la pared del colon, pudiendo detectar los pólipos colónicos u otras lesiones malignas presentes en su mucosa.

La misma téncia también puede utilizarse para maniobras terapéuticas como la resección de aquellos pólipos con alto potencial de malignidad.

Los pólipos del colon, pueden aparecer aisladamente en toda la superficie, o bien aparecer en grandes cantidades distribuidos por toda la mucosa. Esto último es típico de una enfermedad familiar denominada poliposis adenomatosa familiar.

Ésta es una enfermedad rara, pero quien la padece presenta antecedentes en la familia de pólipos adenomatosos, y tiene una alta probabilidad de padecer una cáncer de colon.

Suelen aparecer en algunas ocasiones precozmente, pero como norma general aparece a partir de los 25 años. Si a un individuo se le diagnostica una poliposis adenomatosa familiar, los descendientes del mismo deberán realizarse una sigmoidoscopia (que es como una colonoscopia, pero sólo hasta la parte más inicial del colon), anualmente hasta los 35 años, edad en la cual parece ser que si no aparecieron previamente, ya no aparecerán.

Caundo existe una adenomatosis de este tipo, el tratamiento más indicado será la extirpación de todo el colon, a lo que se llama colectomía total.

Tras una colectomía total, es necesario unir el íleon terminal con el ano, evitándose de esta manera la incomodidad de sacar el íleon hasta la parte anterior del abdomen, lugar por donde se defecaba (a esto se le denomina ileostomía).

Con las recientes técnicas quirúrgicas, se puede juntar o unir el íleon con el ano, de manera que el paciente conservará el ano con el esfinter anal, y esto permitirá defecar con naturalidad, permitiendo al paciente una muy buena calidad de vida.

En caso de no quitar el colon a estos pacientes, la posibilidad de que desarrollen un cáncer es muy alta, y suele ocurrir antes de los 40 años de edad.

¿CUÁLES SON LOS PRINCIPALES FACTORES QUE INFLUYEN EN LA FORMACIÓN DE UN CÁNCER DE COLON?

• La dieta. La causa de la mayoría de los cánceres del intestino grueso parece estar relacionada con los factores ambientales.

La enfermedad parece ser más frecuente en personas de clase alta, que viven en zonas urbanas.

Parece ser que existe un correlación directa entre la mortalidad por cáncer colorrectal y el consumo de calorías totales en la dieta, de proteinas de la carne, de grasas y de aceite en la dieta.

Todas estas transgresiones dietéticas, sobre todo el consumo de una dieta muy rica en grasas, salsas, carnes, frituras, etc. no sólo se asocian de manera muy importante al cáncer de colon, sino que también se asocian a las muertes por cardiopatía isquémica e infartos agudos de miocardio.

El aumento del colesterol en la dieta es un factor clave en la explicación del cáncer de colon.

Basándose en la asociación entre el cáncer de colon y la hipercolesterolemia, así como con la cardiopatía isquémica, se supone que la ingestión de grasas animales, aumenta la existencia de unas bacterias existente en el colon, las cuales producen la transformación de los ácidos biliares normales del colon en carcinógenos potentes.

Además, las dietas ricas en grasas llevarán asociadas una disminución de la cantidad de fibra. La fibra de la dieta se encontrará protegiendo la mucosa del colon de los tumores del mismo.

Parece ser que la tasa más alta de cáncer colorrectal en la sociedad occidental se debe en gran parte al bajo consumo de fibra en la dieta.

La fibra dietética favorece el tránsito intestinal, es decir, permite que las heces circulen más rápido por el colon y que sean menos duras, disminuyen el tiempo de contacto de determinados carcinógenos sobre la mucosa y así disminuyen la probabilidad de cáncer.

Existe una enfermedad inflamatoria del colon que también puede afectar al intestino y que se denomina enfermedad inflamatoria intestinal.

Esta enfermedad consiste en la aparición de lesiones sobre el colon, que incluso se pueden llegar a ulcerar, y que presentan importantes complicaciones y trastornos para el paciente.

En muchas ocasiones, esta enfermedad tras el transcurso de los años puede desembocar en un cáncer de colon.

El cáncer de intestino grueso pues, no es una complicación rara en pacientes con enfermedad inflamatoria intestinal de larga evolución.

El riesgo de cáncer colónico es relativamente raro en pacientes con enfermedad inflamatoira de menos de 10 años de evolución, pero posteriormente aumenta a razón de un 1 por 100 anual por cada año que pasa a partir de los 10 primeros.

Se sabe que a partir de los 25 años de haber padecido la enfermedad, la probabilidad de presentar un cáncer de colon es de aproximadamente el 30 por 100.

Es difícil saber cuándo los empeoramientos de la enfermedad se deben exclusivamente a la propia enfermedad, o cuándo se deben a la presencia de un tumor.

Por ello, en los pacientes en los cuales la enfermedad lleve presente 15 o más años, y que continúa presentando exacerbaciones, la extirpación quirúrgica del colon puede reducir significativamente el riesgo de cáncer, así como evitar también la posibilidad de nuevas recaídas de la enfermedad al eliminar el órgano responsable.

En esta enfermedad, la realización de colonoscopias periódicas con toma de muestras para el análisis puede conseguir reducir la incidencia de cáncer.

Parece ser que algunos tratamientos médicos realizados de manera crónica pueden evitar o por lo menos proteger contra el cáncer de colon.

El uso de aspirina y otros antiinflamatorios no esteroideos se ha asociado a menores tasas de cáncer de colon, ya que la aspirina produce un efecto negativo sobre el crecimiento de las células de la mucosa del colon.

Para que esto sea efectivo es necesario que el uso de la aspirina sea crónico y que se mantenga en el tiempo durante muchos años.

También parece que aquellas mujeres que están en tratamiento con anticonceptivos orales, presentarán menores tasas de cáncer de colon. Esto puede ser debido a que estos anticonceptivos alteran la composición de los ácidos biliares, lo que alterará el efecto carcinogénico de éstos.

Asimismo, el consumo de importantes cantidades de suplementos de calcio en la dieta puede producir una protección sobre el cáncer.

¿CÓMO SE PUEDE REALIZAR UNA DETECCIÓN PREMATURA DEL CÁNCER DE COLON?

El objetivo de todo médico con respecto al cáncer es intentar diagnosticarlo a tiempo, esto es, justo cuando existan posibilidades quirúrgicas que ofrecer.

En el caso del cáncer de colon, la pruebas de detección selectiva dependerán de diversos factores, como los antecedetes familiares, y los factores individuales.

El hecho de que un familiar haya padecido un cáncer colónico, aumenta la posibilidad de que nosotros padezcamos la enfermedad. Esta posibilidad aunque existe, no es muy alta, sin embargo, si el familiar directo tuvo el cáncer antes de los 60 años de edad, este riesgo aumenta, lo que obliga a todos los pacietes que se encuentren en esta situación a realizarse una sigmoidoscopia.

La mayoría de los programas dirigidos al diagnóstico precoz del cáncer colorrectal se han basado en el tacto rectal y la prueba de sangre oculta en heces.

El tacto rectal debe formar parte de cualquier exploración física de rutina en adultos de más de 40 años, puesto que sirve como prueba de detección del cáncer de próstata en hombres y en parte de la exploración de la pelvis en la mujer, así como para detectar masas en el recto.

También es una medida eficaz la determinación de sangre oculta en las heces. Sin embargo, tiene limitaciones importantes. El 50 por 100 de pacientes con cáncer colorrectal tienen pruebas de sangre oculta en heces negativas.

Solamente entre un 5 y 10 por 100 de los pacientes con sangre oculta en heces padecen un cáncer colorrectal, y entre un 20 y un 30 por 100 se presentan pólipos benignos.

De todo ello se desprende que en la mayoría de las personas con prueba de sangre oculta positiva no se encontrará una neoplasia colorrectal, pero a pesar de ello, toda persona con *hemocult* positivo debe someterse de forma sistémica a una sigmoidoscopia, enema de bario o colonoscopia.

Las recomendaciones para la detección selectiva del cáncer de colon serian:

- Tacto rectal anual a partir de los 40 años.
- Pruebas de sangre oculta anual a partir de los 50 años.
- Sigmoidoscopia cada 3 a 5 años a partir de los 50 años.

¿CUÁLES SON LOS SÍNTOMAS DEL CÁNCER DE COLON?

Dependerá del lugar del colon en donde se localice la tumoración. Pueden ir desde la diarrea intermitente hasta el estreñimiento, o bien simultanear estas dos situaciones.

Pueden producirse sangrados activos por las heces, o bien detectarse sangre solamente en las pruebas de detección de sangre oculta.

Debido a la pérdida de sangre, los pacientes pueden tener anemia y síntomas derivados de la misma si esta es muy importante, como por ejemplo fatiga, palpitaciones o bien en pacientes con enfermedad arterial coronaria, la propia angina de pecho.

La anemia ferropénica en cualquier paciente adulto obliga a descartar un cáncer de colon.

Los cánceres de colon avanzados, sobre todo los localizados en el colon izquierdo, pueden provocar dolores tipo cólico, estreñimiento importante, así como obstrucción intestinal en casos muy extremos que pueden incluso provocar perforación intestinal.

¿QUÉ PRONÓSTICO TIENEN LOS CÁNCERES DE COLON A LARGO PLAZO?

El pronóstico del cáncer de colon dependerá de su extensión en el momento del diagnóstico.

El cáncer de colon puede encontrarse afectando sólo a la mucosa del colon, a la capa muscular, puede salirse de la propia pared del colon o bien afectar a los ganglios linfáticos de la zona o bien invadir los vasos sanguíneos y llegar al hígado.

Si sólo afecta a la superficie, es decir, a la mucosa, la supervivencia a los 5 años será del 90 por 100.

Si se extiende un poco más hacia el fondo, hasta la capa muscular, la supervivencia a los 5 años será del 85 por 100.

Si atraviesa el colon, será del 70-80 por 100

Si ya se encuentra afectando a los ganglios linfáticos regionales, la supervivencia variará desde el 35 al 65 por 100

Si se encuentra produciendo metástasis a distancia, la supervivencia final a los 5 años será de tan sólo el 5 por 100.

Existen algunos factores de riesgo negativos que pueden predecir cuándo un tumor tiene un mal pronóstico después de una extirpación quirúrgica del propio cáncer.

Algunos de estos factores son claros, por ejemplo que existan metástasis en los órganos vecinos, que estén invadidos los vasos sanguíneos (lo que querrá decir que las células tumorales ya han pasado a la circulación sistémica, y que pueden alcanzar cualquier órgano).

Otros factores podrán ser la existencia de ganglios linfáticos afectados, así como el número de ellos, ya que si están afectados 5 o más el tumor tendrá mucho peor pronóstico que si están afectados 4 o menos.

Existe la posibilidad de determinar en la sangre una sustancia denominada CEA (antígeno carcinoembrionario), el cual, cuando se encuentra muy elevado, indicará una gran probabilidad de recidiva de un cáncer extirpado.

El cáncer de colon es un tumor en el cual se puede determinar bien el período de tiempo en el que puede recidivar.

Aproximadamente las recidivas, caso de existir, ocurren en los primeros 4 años después de la curación.

Esto quiere decir que si al cabo de 5 años después de la curación del tumor no han aparecido recidivas, es muy poco probable que éstas puedan volver a producirse.

Respecto a las metástasis del cáncer de colon, el lugar más frecuente de destino de las mismas suele ser el hígado. El resto de los lugares de metástasis suelen ser secundarios, es decir, que no se producirán si antes no se han producido en el hígado.

¿CÚAL ES EL TRATAMIENTO MÁS ADECUADO PARA EL CÁNCER DE COLON?

El tratamiento del cáncer de colon dependerá del estadio o grado de progresión del tumor.

Se acepta que el tratamiento más adecuado es la extirpación del tumor, es decir, la extirpación total del tumor.

Antes de la cirugía se debe realizar una valoración extensa en busca de metástasis que pudieran hacerla inútil. Estas metástasis se pueden valorar mediante analítica del hígado, o mediante la exploración física. La determinación del CEA también puede ser indicativa de la posibilidad de metástasis.

Una vez que se ha conseguido la extirpación completa del tumor habrá que realizar determinaciones de control para detectar posibles recidivas.

Desde este punto de vista, se deberá realizar una exploración física cada 6 meses y análisis bioquímicos anuales, así como determinación de los niveles de CEA cada 3 meses.

Asi mismo se debería realizar una colonoscopia de control cada 3 años aproximadamente, hasta haber pasado 5 desde la cirugía.

Suele recomendarse la radioterapia de la pelvis a los pacientes con cáncer de recto, ya que la probabilidad de recidivas regionales es de un 30-40 por 100, en el resto de los casos no está recomendada.

La quimioterapia con algunos fármacos como el 5-fluorouracilo unido al ácido fólico puede tener algún beneficio en los pacientes con cáncer de colon.

CUESTIONARIO

1. Respecto a los factores de riesgo del cáncer de colon una de las siguientes aseveraciones es falsa:
a) La dieta rica en grasas es un factor de riesgo.
b) Pertenecer a una clase social alta es un factor de riesgo.
c) La dieta rica en fibras es un factor de riesgo.
d) La poliposis intestinal es un factor de riesgo.

2. De estas afirmaciones ¿Cuál es la más acertada?
a) El cáncer de colon es más frecuente en niños que en adultos.
b) El cáncer de colon es más frecuente en Somalia que en Estados Unidos.
c) Puede manifestarse clínicamente como una obstrucción intestinal.
d) Cuando se detecta anemia por pérdida de hierro en un paciente adulto no se debe practicar una colonoscopia.

3. ¿Cúal de éstos no es un factor de riesgo de recidiva de un cáncer de colon?
a) La metástasis hepática.
b) Cifras elevadas de CEA en sangre.
c) El cáncer de colon superficial.
d) La afectación de más de 5 ganglios linfáticos regionales.

4. Respecto al tratamiento del cáncer de colon, ?Cuál es la verdadera?
a) El 5-fluorouracilo no es eficaz.
b) Lo mas efectivo es la extirpación del tumor.
c) En el cáncer de recto no se suele dar radioterapia.
d) No existe ningún tratamiento eficaz.

CÁNCER DE PULMÓN

Cada año el cáncer de pulmón primario afecta a una gran proporción de varones y mujeres en todo el mundo.

Aproximadamente el 82 por 100 mueren a los 5 años siguientes al diagnóstico, lo cual determina que este tumor es la primera causa de muerte por cáncer en ambos sexos.

Este tipo de tumor alcanza su máxima incidencia (es decir, aparece con una mayor frecuencia, entre los 55 y los 65 años de edad, aunque puede aparecer a edades más tempranas que éstas.

Él sólo es responsable del 32 por 100 de todas las muertes por cáncer en los hombres y del 25 por 100 en las mujeres.

Debido a que el tabaco es el principal responsable del mismo, la tendencia decidida de abandonar dicho hábito ha proporcionado una disminución de las tasas de cáncer en los hombres, mientras que en las mujeres sucede al contrario.

Cuando se consigue diagnosticar el cáncer, el 15 por 100 de todos ellos estará localizado, el 25 por 100 tendrá metástasis en los ganglios linfáticos regionales, y el 60 por 100 tendrá metástasis a distancia. Esto nos da una idea de la gran malignidad y extraordinaria capacidad metástasica que este tipo de tumor presenta.

Las tasas de supervivencia varían, siendo del 18 por 100 en aquellos casos en los que existan metástasis a distancia.

En resumen, el cáncer primario de pulmón tiene un pronóstico general muy desfavorable, siendo un problema sanitario de primer orden.

¿CUÁNTOS TIPOS DE CÁNCER DE PULMÓN EXISTEN?

Como ocurre con la mayoría de los tumores, el tipo de células del que estén compuestos es muy importante a la hora de decidir el pronóstico y el tratamiento más adecuado.

Esquema del árbol bronquial

Sobre el que se desarrollará el cáncer de pulmón

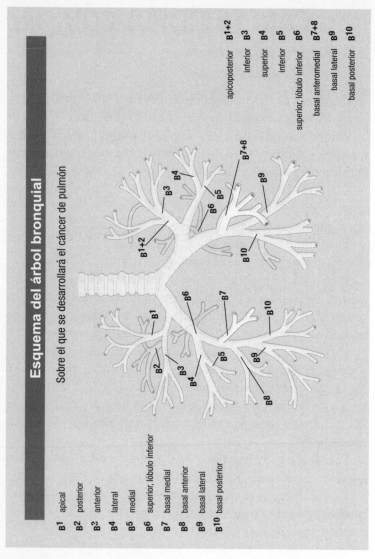

B¹ apical
B² posterior
B³ anterior
B⁴ lateral
B⁵ medial
B⁶ superior, lóbulo inferior
B⁷ basal medial
B⁸ basal anterior
B⁹ basal lateral
B¹⁰ basal posterior

apicoposterior B¹⁺²
inferior B³
superior B⁴
inferior B⁵
superior, lóbulo inferior B⁶
basal anteromedial B⁷⁺⁸
basal lateral B⁹
basal posterior B¹⁰

Existen fundamentalmente cuatro tipos de cáncer de pulmón con una frecuencia de aparición y un pronóstico muy diferentes.

Ya que los pulmones están formados por una sucesión cada vez más minuscular de conductos respiratorios (bronquios, bronquiolos y alveolos respiratorios), todos los tumores que surgan de estos lugares se denominarán cáncer de pulmón.

Los cuatro tipos existentes son:

- Carcinoma epidermoide.
- Carcinoma microcítico o de células pequeñas.
- Adenocarcinoma.
- Carcinoma anaplásico de células grandes.

Estos cuatro tipos fundamentales de cáncer de pulmón tendrán una evolución y una respuesta al tratamiento muy diferentes.

Por ello, cuando a un paciente se le diagnostique cáncer de pulmón, debe saber que no todos ellos son iguales, y que su destino irá unido al del tipo histológico que le haya tocado en suerte.

Durante toda la vida, el cáncer más frecuentes ha sido el carcinoma epidermoide, tumor que además estaba íntimamente relacionado con el consumo de tabaco. En nuestro país, donde aún se sigue fumando mucho, todavía este subtipo de cáncer es el más frecuente.

En otros países, como por ejemplo Estados Unidos, debido a la disminución del consumo de tabaco, este tipo de cáncer está dejando paso en frecuencia al adenocarcinoma.

Aproximadamente el 90 por 100 de todos los individuos con cáncer de pulmón son fumadores activos o exfumadores de cigarrillos.

Como se dijo antes, el adenocarcinoma es, con diferencia, la forma más frecuente de cáncer de pulmón que aparece en personas que nunca han fumado, en mujeres y en pacientes jóvenes (menores de 45 años de edad).

¿CUÁLES SON LAS CAUSAS PRINCIPALES DE QUE SE PRODUZCA UN CÁNCER DE PULMÓN?

La inmensa mayoría de los cánceres de pulmón se forman o producen debidos a los carcinógenos producidos al fumar cigarrillos.

El riesgo relativo de padecer un cáncer de pulmón se eleva unas 13 veces en los fumadores activos, y 1,5 veces por la exposición pasiva a largo plazo al humo de los cigarrillos.

Además, existe una relación directa entre el consumo de cigarrillos y la tasa de mortalidad, de manera que la tasa de mortalidad por cáncer aumenta con el aumento del número de cigarrillos fumados, aumentando el riesgo unas 60 a 70 veces en el caso de un hombre que fuma dos paquetes diarios durante 20 años cuando se compara con un no fumador.

La probabilidad de sufrir un cáncer de pulmón disminuye con el abandono del hábito de fumar, pero puede no volver nunca al nivel de los no fumadores.

Curiosamente, la aparición de un cáncer de pulmón en personas que nunca han fumado es más probable en las mujeres que en los hombres.

Además, es más probable que una mujer que fuma tenga un cáncer de pulmón que un hombre, todo esto debido a la mayor susceptibilidad de los carcinógenos del tabaco en la mujer.

En otros capítulos del libro se ha hablado del hábito de fumar como un problema importantísimo de salud pública, y de la necesidad de que los gobiernos promuevan el cambio de hábitos para mejorar la salud global de la población.

Es necesaria la relación de una serie de campañas informativas, comenzando desde la escuela y siguiendo por la familia, que determine al niño en su actitud negativa frente al tabaco, así como una explicación adecuada e incisiva sobre el fumador activo, de manera que éste sienta la necesidad de dejar de fumar.

Además del tabaco, existen otros posibles motivos que explican algunos de los tumores antes señalados.

La genética puede ayudar a comprender el porqué de algunos tipos de cánceres de pulmón. Algunos de ellos han adquirido cierto número de lesiones genéticas que comprenden la activación de los oncogenes y la inactivación de oncogenes supresores. Algunas de estas mutaciones pueden llegar a conferir un mal pronóstico al tumor del que son responsables.

Al respecto de esto, la identificación genética de personas con un riesgo muy elevado de padecer cáncer de pulmón tendría una gran importancia para los esfuerzos de diagnóstico precoz y de prevención del cáncer de pulmón.

¿CÚAL ES LA MANERA EN QUE SE MANIFIESTA CON MAYOR FRECUENCIA UN CÁNCER DE PULMÓN?

Como se dijo en capítulos anteriores y válido para todos los tipos de tumores, el cáncer de pulmón causa signos y síntomas debidos al crecimiento local del tumor, a la invasión y a la obstrucción de estructuras adyacentes, crecimiento en los ganglios linfáticos regionales por diseminación linfática o bien crecimiento en lugares alejados por diseminación linfática.

Además de todos estos síntomas, también se producen una serie de manifestaciones clínicas derivadas de la liberación por parte del tumor de una serie de sustancias, las cuales pueden producir diferentes manifestaciones clínicas.

La inmensa mayoría de los tumores de pulmón se suelen presentar con algún síntoma.

Los síntomas más frecuentes son la tos, la emisión de sangre roja por la boca procedente de las vías respiratorias (hemoptisis), sibilancias y estridor, disnea (sensación de falta de aire), o bien síntomas de neumonía (fiebre, sudoración, tos y dificultad respiratoria).

Cuando se han producido ya metástasis en la región cercana al pulmón pueden producirse otra serie de síntomas por compresión de diferentes estructuras como:

• Obstrucción traqueal con importante dificultad respiratoria.

• Compresión del esófago, lo que produciría dificultad para tragar los alimentos (a esto se le llama disfagia).

• Compresión del nervio laríngeo recurrente, el cual inervará las cuerdas vocales produciendo ronquera (disfonía).

• Síndrome de la vena cava superior.

• Dolor con destrución a nivel de la primera costilla.

Si el tumor ya se ha infiltrado al corazón, pueden producirse derrames pericárdicos e incluso taponamiento cardiaco, o bien derrame pleural.

Si la afectación se produce por metástasis a través de la sangre a otros órganos más alejados, los síntomas variarán dependiendo del lugar de la metástasis.

Si se afectan los huesos, habrá fundamentalmente importante dolor óseo en varias localizaciones. Puede haber metástasis cerebrales produciendo el síndrome de hipertensión intracraneal (cefalas, alteraciones de la visión, convulsiones, alteraciones de la fuerza o la sensibilidad en las extremidades, etc.)

Puede existir síndrome de compresión medular (ya descrito), dolor abdominal debajo del arco costal derecho por metástasis hepáticas, invasión de la médula ósea etc.

Aparte de todos estos síntomas, pueden existir los derivados de la secreción de diferentes sustancias hormonales por el tumor. El subtipo que más contribuirá a este conjunto de síntomas será el microcítico o de células pequeñas.

Entre estos síntomas destacan la disminución de sodio de la sangre, la de potasio, la de calcio, el cansancio, alteraciones musculares por la polimiositis, alteraciones del cerebelo, alteraciones hemorrágicas, trombosis, o algunas alteraciones dermatológicas.

¿EXISTE LA POSIBILIDAD DE LA PREVENCIÓN SECUNDARIA EN EL CÁNCER DE PULMÓN?

Se ha comprobado que la prevención secundaria con los métodos actuales no es válida en este tipo de cáncer. Parece ser que lo que se pensó como una buena medida al respecto, la realización de una radiografía de tórax, y una citología del esputo en personas de alto riesgo, como serían los fumadores de más de 45 años que fumasen dos o más paquetes al día, no ha sido una medida efectiva.

Actualmente se están investigando nuevas formas de prevención secundaria válidas, pero que todavía no se utilizan.

Algo muy importante en el cáncer de pulmón, y válido para todos los tumores, es la necesidad de conseguir una muestra del mismo para analizarlo al microscopio.

Dentro del cáncer de pulmón, es esencial realizarlo, y ésto sólo para definir si el tumor es microcítico o no microcítico, y de esta manera poder plantear un trataminto lo más adecuado posible.

La posibilidad de conseguir una muestra del tumor en cuestión dependerá de la accesibilidad que se tenga del mismo. Se deberá acceder a él de la manera más sencilla, utilizando los métodos invasivos solamente si no existe otra posibilidad.

Para obtener estas muestras se pueden realizar broncoscopias (mediante la introducción por el árbol bronquial de un fibro-broncoscopio), punciones de masas pulmonares con una aguja, procedimiento que por lo general suele estar guiado por un *scanner* o un TAC, o en último extremo mediante la cirugía abierta, con el fín de extraer una muestra del pulmón o de los ganglios linfáticos regionales.

Cuando ya se ha conseguido etiquetar al tumor de microcítico o no microcítico, se debe determinar cómo está de extendido, con el fín de poder utilizar un tratamiento adecuado, bien localizado mediante cirugía o radioterapia, o bien diseminado mediante la utilización de quimioterapia.

Para conseguir establecer la extensión del tumor, se deberán realizar una serie de pruebas de imagen con el fín de mostrar a qué niveles se encuentra el mismo.

Estas pruebas pueden ser la radiografía de tórax, el TAC abdominal y pélvico, las radiografias óseas, la gammagrafía ósea, etc.

En cualquier caso será el médico responsable del paciente el que determinará el conjunto de pruebas a realizar para determinar el estadío del tumor.

Una vez que se consigue saber si el tumor está localizado únicamente en el pulmón, o bien diseminado localmente o a distancia, y si por el resultado de estas averiguaciones se consiguiese saber si el paciente puede o no ser operado, es conveniente saber si el paciente podría sufrir una resección de alguna parte del pulmón.

A esto se le llama operabilidad, y dependerá del estado en el que se encuentren los pulmones previamente a la cirugía. Se podrá calcular la capacidad de función pulmonar con la resección, y esto nos dará una idea de la posibilidad de poder llevar ésta a cabo.

¿CÚAL ES EL TRATAMIENTO MÁS ADECUADO PARA EL CÁNCER DE PULMÓN?

Como se ha venido repitiendo, dependerá de si el cáncer es o no es microcítico.

De los no microcíticos, un tercio tendrá una enfermedad lo suficientemente localizada como para realizar un intento curativo mediante cirugía o radioterapia.

El microcítico puede ser limitado o no limitado. El limitado es aquel que puede ser abarcado mediante la radioterapia, y no limitado es aquel que se escapa de los límites de la radioterapia.

El cáncer microcítico de pulmón en estadio limitado necesitará recibir poliquimioterapia y radioterapia del tórax, mientras que los que tengan un estadio no limitado, solo podrán recibir poliquimioterapia.

En todos los estadios del microcítico, en caso de que se logre una remisión completa, será necesario reliazar una radioterapia craneal profilactica dado la posibilidad de que algunas células tumorales hayan acabado a nivel intracerebral.

Además, en todos los pacientes, independientemente de si presentan un tumor microcítico o no microcitico, se deberá dar radioterapia a todos aquellos que presenten metástasis a distancia, como metástasis cerebrales, compresión medular, lesiones osteolíticas, lesiones localizadas sintomáticas (como por ejemplo obstrucción de las vías respiratorias, hemoptisis en cáncer pulmonar no microcítico que no responde a la quimioterapia etc.)

En todos los casos se deberá fomentar el abandono del hábito tabáquico.

Es importante decir que el cáncer de pulmón es uno de los tipos de cánceres en los que más dinero se invierte en nuevas modalidades terapéuticas, y en los que numerosos ensayos clínicos de tratamiento se llevan a cabo anualmente. Es importante que los pacientes sepan que en ocasiones pueden ser incluidos en programas o en ensayos clínicos si cumplen una serie de criterios.

Algunos de estos ensayos pueden ser beneficiosos para el paciente, ya que se beneficiará de nuevos fármacos, y servirá como medio de contribución al avance de la ciencia.

CUESTIONARIO

1. **Respecto a los tipos histológicos del cáncer de pulmón, uno de los siguientes es falso:**
   a) El más frecuente es el adenocarcinoma.
   b) El segundo más frecuente es el epidermoide.
   c) Existen 200 tipos diferentes de cáncer de pulmón.
   d) El tipo histológico es esencial para el tratamiento.

2. **Respecto a la incidencia del cáncer de pulmón...**
   a) Es más frecuente en hombres.
   b) Es más frecuente en mujeres.
   c) Es más frecuente en niños.
   d) Es más frecuente en comedores de manzanas que en fumadores.

3. **Respecto a los síntomas del cáncer de pulmón...**
   a) Aparecen por lo general en los procesos finales de la enfermedad.
   b) Suelen ser muy sugestivos y específicos de cáncer de pulmón.
   c) Incluye la tos, la disnea y la hemoptisis.
   d) Son los mismos que los del cáncer de colon.

4. **Respecto al tratamiento del cáncer microcítico...**
   a) No tiene tratamiento.
   b) Se suelen operar.
   c) A todos se les da radioterapia.
   d) A todos se les da quimioterapia.

SECCIÓN III
TRASTORNOS DERIVADOS DE LA VIVENCIA DE LA ENFERMEDAD CANCEROSA

TRASTORNOS DE ANSIEDAD

INTRODUCCIÓN

La ansiedad es una reacción que se puede considerar normal dentro del proceso canceroso. Sin embargo, aun siendo muy frecuente, puede interferir en la calidad de vida del paciente y en su disposición para continuar con el tratamiento.

La ansiedad es una reacción común y esperable en el cáncer. Puede aparecer en diversas etapas del proceso, como al someterse al examen de detección del cáncer, al esperar los resultados del mismo, al recibir el diagnóstico, durante los períodos largos de tratamiento etc.

La ansiedad puede sin duda causar diferentes trastornos, como la interrupción o la disminución de la calidad del sueño, náuseas o vómitos, y en definitiva una disminución importante en la calidad de vida, tanto del paciente en sí como de su propia familia.

El trastorno de ansiedad en el paciente con cáncer puede sufrir un ritmo circadiano en su aparición, es decir, que los sentimientos de ansiedad tienden a expandirse o intensificarse en diferentes épocas, sobre todo según el proceso se expanda, o al recibir tratamiento.

Son sobre todo aquellas personas que previamente al diagnóstico del cáncer presentaban trastornos de ansiedad las que más se verán afectadas por el diagnóstico del proceso canceroso. Curiosamente, la mayoría de los pacientes que nunca habían tenido problemas de ansiedad previos, no desarrollarán estos trastornos al padecer la enfermedad. Es más probable, pués, que la ansiedad intensa relacionada con el tratamiento del cáncer se manifieste en pacientes que cuentan ya con un historial de trastornos de ansiedad, y en pacientes que estén en estado de ansiedad en el momento del diagnóstico. También puede presentarse en pacientes que padecen dolores severos, los que son disminuidos físicos o están discapacitados, o tienen bajo apoyo familiar y social.

Algunos tipos de tumores en concreto, como por ejemplo las metástasis en el sistema nervioso central, pueden crear condiciones que produzcan ansiedad, y muchos medicamentos pueden agravar los sentimientos de ansiedad.

Curiosamente, la mayoría de los trastornos de ansiedad no son producidos por el sentimiento de miedo ante la muerte, sino por el propio temor a no poder controlar el dolor, a quedarse solos o a tener que depender de los otros en el momento actual o en un momento futuro.

Los trastornos de ansiedad, incluyen los trastornos de la adaptación, el pánico, las fobias, las conductas obsesivo-compulsivas, el trastorno por estrés postraumático, la ansiedad generalizada y los trastornos de la ansiedad causados por cualquier otra condición médica general.

TRASTORNO DE LA ADAPTACIÓN

Los trastornos de la adaptación son cambios en el humor que serultan ser más exagerados de lo común ante un diagnóstico de cáncer. Los síntomas más frecuentes son: nerviosismo severo, preocupación, temblores, incapacidad para ir a trabajar o fobia a otras personas o incapacidad para estar con ellas.

Estos trastornos de la adaptación suelen ocurrir en los pacientes con cáncer más frecuentemente durante las etapas críticas de la enfermedad (generalmente al enterarse del diagnóstico o al pasar por una recaída o bien tras los efectos secundarios de la medicación). En muchas ocasiones se pueden mejorar estos problemas al recibir aliento de las personas que están al cargo de su cuidado, así como mediante el uso de la medicación o participando en programas educativos o de apoyo.

TRASTORNO DE PÁNICO

Consiste en la experimentación de una ansiedad extrema e intensa. Se puede manifestar mediante manifestaciones físicas como son las dificultades al respirar, mareos, palpitaciones, temblores, náuseas o vómitos, hormigueo o sudoración excesiva, así como a menudo dolor torácico.

En muchas ocasiones el paciente asocia estos síntomas no a un problema psicológico, sino a un problema físico, lo que conduce a las consultas, muchas veces innecesarias, en los servicios de urgencias, pudiéndose a veces confundir con trastornos graves. La duración de los mismos puede ser desde segundos hasta horas, y se pueden aliviar con medicamentos.

TRASTORNO OBSESIVO-COMPULSIVO

Consiste en la aparición de pensamientos, ideas e imágenes persistentes que vienen acompañadas de conductas repetitivas (compulsiones).

En muchas ocasiones los pacientes no pueden realizar con normalidad sus tratamientos debido a la existencia de estas obsesiones. La mayoría de estos males se tratan con fármacos y con psicoterapia. Suele ser raro en aquellos pacientes con cáncer que no padecían ya previamente este trastorno.

TRASTORNO POR ANSIEDAD GENERALIZADA

Es bastante similar al trastorno por pánico. El paciente puede experimentar una ansiedad extrema y constante, muchas veces bastante alejada de la realidad. Suelen aparecer posteriormente a haber padecido una severa depresión. Suelen sentirse irritados o inquietos, tener los músculos tensos, quedarse sin aliento, sentir palpitaciones del corazón, sudar, sentirse mareados y fatigarse con facilidad.

FOBIAS

Corresponden a miedos persistentes a un objeto o a una situación en particular que hacen que la persona rehúya dicho objeto, persona o situación. Estas personas suelen sentir una ansiedad intensa y tienden a evitar situaciones que les puedan asustar. Las fobias más comunes son, por ejemplo, el miedo a los espacios pequeños, o el miedo a las jeringuillas para el tratamiento.

Existen una gran cantidad de situaciones médicas que pueden exacerbar la sensación de ansiedad de estos pacientes. Por ejemplo, aquellos pacientes que experimentan dolores, pueden presentar severos síntomas de ansiedad.

En ocasiones la aparición súbita de ansiedad podría ser el signo del comienzo de un problema médico, como una infección, un infarto de miocardio o un coágulo de sangre en un pulmón, y por lo tanto venir acompañado de dolor en el pecho, o dificultades para respirar.

A su vez la ansiedad es un efecto secundario directo o indirecto de algunos medicamentos. Algunos fármacos producen ansiedad, mientras que otros producen intranquilidad, agitación, depresión, pensamientos suicidas, irritabilidad y temblores.

Dentro de la posible batería de preguntas que el médico puede realizarle a usted para el diagnóstico de este trastorno estarán:

–¿Se siente tembloroso o intranquilo?

–¿Se ha sentido tenso o receloso?

–¿Ha tenido en los últimos tiempos dificultades para respirar?

–¿Ha sufrido temblores o sudoración?

–¿Se ha sentido confundido o desorientado últimamente?

–¿Se preocupa por si recibirá a su debido momento su dosis adecuada para el dolor?

–¿Tiene miedo a cerrar los ojos por la noche por temor a morir mientras duerme?

–¿Ha sentido últimamente sensación de tener un nudo en la garganta?

–¿Ha sentido un nudo en el estómago?

–¿Se preocupa a menudo por el momento en que le sobrevendrá el próximo dolor y de cuándo será más intenso?

–¿Cuándo se le presentan con mayor frecuencia los síntomas de ansiedad, cuántos días antes del tratamiento, en las noches o en cualquier hora, cuánto tiempo le duran?

TRATAMIENTO

Puesto que es relativamente normal poseer una cierta actitud normal de temor frente a esta enfermedad, debemos distinguir muy bien lo normal de lo patológico, y por tanto distinguir cuándo se debe tratar este trastorno y cuándo no. el tratamiento dependerá de los efectos de la ansiedad en la calidad de vida del paciente.

El primer paso en el tratamiento de este trastorno debe ser la proporción de un apoyo y de una información adecuada. Conviene que el terapeuta ayude al paciente a resolver sus problemas mediante la creencia de que el cáncer es un problema a resolver, en donde el paciente tiene mucho que hacer y que decir.

Es fundamental que el paciente reciba la información adecuada y suficiente con el fín de entender completamente su enfermedad y sus opciones de tratamiento. Para ello se deberán utilizar los sistemas de apoyo adecuados, como un buen asesoramiento médico y psicológico.

Entre otras estrategias de tratamiento destacan el uso de medicamentos para disminuir la ansiedad (ansiolíticos), entre ellos las benzodiacepinas. El uso de estos medicamentos, sus dosis, así como la retirada de los mismos, correrá a cargo de su médico.

Otras estrategias, muy válidas y muy usadas son la psicoterapia, los grupos de apoyo (con reuniones con otras personas que padezcan estos mismos problemas), la terapia familiar, o la participación en grupos de autoayuda, así como las terapias de relajación. Estas técnicas se pueden usar solas, o en combinación con otros medicamentos.

Una vez finalizado el tratamiento del cáncer, las personas que han conseguido sobrevivir pueden sufrir nuevas ansiedades, como por ejemplo al afrontar nuevamente los problemas que presentaban previamente a padecer esta enfermedad, como la vuelta al trabajo, o los problemas familiares, o al recibir preguntas de amigos o familiares sobre su enfermedad.

Existen otros problemas que pueden aparecer en estos momentos finales de la enfermedad ya curada, como los conocidos trastornos de la imagen corporal, los trastornos de la sexualidad, los asuntos relacionados con la reproducción o el estrés postraumático. Para estos trastornos existen los mismos remedios reflejados en los párrafos anteriores.

LA DEPRESIÓN

Las personas que han recibido un diagnóstico de cáncer pasan por distintos niveles de estrés y angustia emocional. Existen numerosos problemas médicos y psicológicos que pueden añadir elementos de angustia en las personas con cáncer, y hacerles más susceptibles a padecer una depresión.

El miedo a morir, la incertidumbre sobre su futuro, la visión que las otras personas tendrán de ellos, así como las modificaciones en su estilo de vida, son asuntos primordiales para cualquier persona con cáncer, que pueden en último extremo sumirlas en un estado de depresión. Sin embargo, no todas las personas a las que se les diagnóstica cáncer padecen una depresión.

Si bien es cierto que un cierto grado de tristeza, de preocupación y de pesimismo puede rodear al enfermo oncológico, no es cierto ni mucho menos que todos ellos deban pasar por un estado de depresión, y mucho menos cierto que esta depresión en caso de aparecer no tenga tratamiento.

La tristeza y la pesadumbre son reacciones normales a la crisis a la que uno se enfrenta al padecer cáncer. No obstante, la tristeza es algo común, por lo que es importante que sepamos distinguir entre los niveles normales de tristeza y la «depresión». Un asunto importante para los profesionales sanitarios, y para las familias de los pacientes oncológicos es saber distinguir a tiempo cuándo el paciente presenta una «verdadera depresión».

La depresión, que es considerada como un mal importante, afecta al 25 por 100 de los pacientes oncológicos, de forma aproximada. La depresión no consiste solo en tristeza entendida como tal, si no que tiene una serie de características que nos permiten diagnosticarla.

Los síntomas de la depresión grave incluyen por un lado un grado de tristeza prolongado, que suele permanecer durante todo el día, y ser continuo prácticamente durante todos los días.

Suele existir también el concepto de anhedonia, es decir, no sentir interés por la mayoría de las actividades ni placer al realizarlas. Padecer trastornos de la alimentación como no sentir deseos de hacerlo, o presentar compulsiones a la hora de comer. Dormir en exceso, desear estar todo el día durmiendo para así no tener que enfrentarse a los problemas que la enfermedad les plantea. En ocasiones se manifiesta con nerviosismo y, al contrario de lo dicho anteriormente, insomnio. Pueden encontrarse cansados, sin ganas de hacer las actividades normales, incluso las actividades diarias más básicas.

Otro síntoma importante y destacable es el complejo de inutilidad, de sentirse prescindible e inservible. Importante y triste también es la obsesión con el suicidio y la muerte. Pues bien, para que se diagnostique la depresión, estos síntomas deben de estar presentes durante al menos dos semanas.

Todos los pacientes con cáncer sienten tristeza y pesadumbre de forma periódica, durante el diagnóstico de la enfermedad, el tratamiento y la supervivencia. Lo inmediato que ocurre cuando a uno le comunican que tiene cáncer es reaccionar con incredulidad, desesperación o rechazo y pueden aparecer problemas de insomnio u otros.

Sin embargo, todos estos problemas, afortunadamente, suelen ir disminuyendo con el paso del tiempo y según la persona se vaya acostumbrando al diagnóstico. Esto no constituye en ningún modo la existencia de una depresión, sino una reacción normal ante su enfermedad.

Algunas señales que indican que la persona acepta su situación son la capacidad de lucha, la continuidad en la realización de sus actividades diarias, la continuidad en la representación de su rol social, así como la capacidad para plantear su vida futura con ánimo, confianza, o por ejemplo, incorporando las sesiones de tratamiento a sus planes diarios.

Cuando todas estas manifestaciones de la superación psícológica de la enfermedad no ocurren y los síntomas negativos son intensos y duraderos, volviendo continuamente, es importante recibir un tratamiento médico adecuado.

En ocasiones, es difícil diagnosticar la depresión en personas con cáncer debido a que muchos efectos secundarios de los medicamentos pueden producir síntomas psicológicos parecidos a la depresión.

Esto puede ocurrir sobre todo en aquellos pacientes que están recibiendo tratamiento activo. Por ello existen una serie de síntomas guía mediante los cuales podemos diagnosticar más fiablemente a nuestros pacientes. Los síntomas de culpabilidad, inutilidad, desesperación, los pensamientos suicidas y la anhedonia o pérdida del placer son los más útiles a la hora de diagnosticar la depresión.

Como es lógico, en personas que ya previamente al diagnóstico del cáncer padecían depresión, es más frecuente que la perpetúen. También es más fácil de padecer por parte de aquellos individuos que padecían previamente un historial de depresión, aunque no la padezcan en el momento del diagnóstico. Otro punto importante es el dolor, ya que en aquellas personas que padecen dolores intensos este problema es más frecuente.

Otros factores de riesgo importante son el haber antecedentes de suicidio en la familia, el carecer de apoyo familiar adecuado, sufrir, algún problema de drogodependencia, cáncer en un estadio avanzado u otras situaciones que producen tensión. Un tipo de cáncer, en concreto el cáncer de páncreas, es más propenso a desencadenar este problema.

Dentro de los diferentes tipos de depresión a los cuales se enfrentan los pacientes con cáncer, existe la llamada depresión reactiva, caracterizada por los cambios de humor continuos, y la capacidad para participar en las actividades normales

Los síntomas de la depresión reactiva no llegan a constituir una depresión grave. Duran más tiempo y son más pronunciados que los de una reacción normal, pero no cumplen los requisitos para ser consideradas como de una depresión grave.

La evaluación de la depresión en los pacientes con cáncer debería incluir un examen serio y exacto de los pensamientos de la persona sobre la enfermedad, si cuenta con historia personal de depresión o de suicidio, su estado mental en ese momento, los efectos secundarios del tratamiento y otros factores estresantes de la vida del paciente, y el apoyo que recibe.

Uno de los síntomas más preocupantes es la idea de suicidio, tanto porque es un sintoma de la enfermedad como de ser cuatitativo de su gravedad.

Sin embargo, no todas las ideas de suicidio son similares. Unas son sólo amenazas, mientras que otras pueden indicar una emergencia suicida, por lo que los médicos y las familias deberán estar muy pendientes de estas diferencias. Por tanto, es importante explorar la seriedad de estos pensamientos, y si parecen ser serios, se debe enviar al paciente a un psiquiatra o un psicólogo y asegurarse de mantenerlo fuera de peligro.

Aparte de los factores psicológicos derivados de la propia enfermedad existen una serie de factores médicos (es decir derivados del propio tumor de los tratamientos) que pueden provocar la depresión. En este caso, el tratamiento adecuado de la depresión mediante fármacos puede ser más efectivo que las terapias psicológicas.

Las causas médicas más importantes que causan depresión son:

- Fármacos que continen esteroides en su composición.
- Niveles anormales de hormonas tiroideas en la sangre.
- Presencia de fiebre.
- Anemia.
- Deficiencia de vitamina B_{12}.
- Dolor no controlado.
- Niveles anormales de calcio, sodio o potasio en la sangre.

DEPRESIÓN INFANTIL

La mayoría de los niños pueden hacer frente a las emociones relacionadas con el cáncer. Esto lo hacen sin problemas, sólo un pequeño número de niños sufren trastornos psicológicos. Estos niños deberían acudir a un especialista en salud mental.

El diagnóstico de la depresión en los niños es más difícil si cabe que en los adultos. Un niño puede estar triste por cualquier circunstancia, pero esta tristeza suele durar poco tiempo. Justamente, la depresión se caracteriza por una respuesta de larga duración, una tristeza prolongada, insomnio, irritabilidad, cambios en los hábitos alimentarios, así como problemas en la escuela y en su relación con los amigos.

Habitualmente, si una respuesta o conducta problemática no desaparece, se debe considerar que el niño podría estar presentando una depresión.

Entre los signos y síntomas clínicos más frecuentes de depresión destacan:

- Ausencia de apetito.
- Tristeza.
- Agresividad.
- Llanto.
- Hiperactividad.
- Mostrar molestias físicas no justificadas.
- Mostrarse enojados con los padres.
- Sentimiento de tristeza, culpa o desesperación.
- Perder el interés en las actividades que antes le gustaban.
- Distracción en las actividades importantes.
- Sentimiento de frustración.
- Tener miedo a la muerte.

En todos estos síntomas es importante discernir si solo son parte del desarrollo normal del niño, o si estan relacionados con la depresión.

Como es lógico, para evaluar su importancia es preciso conocer previamente la personalidad del niño, sus características psicológicas y familiares, su autoestima, así como su capacidad previa para superar y afrontar determinadas situaciones estresantes.

Es muy importante realizar un estudio completo de los síntomas de depresión del niño, así como de la evaluación de la situación familiar, que también puede contribuir a la perpetuación de los síntomas de depresión.

La observación de la conducta, que nos llevará posiblemente al diagnóstico, deberá ser realizada por sus padres, profesores y profesionales de la salud a su cargo, la entrevista con el niño, y los resultados de las pruebas psicológicas.

Para finalizar, resaltar una vez más la importancia de la vigilancia familiar y de los profesores para establecer un rápido diagnóstico de estos trastornos. Nos podemos basar entre otros en los siguientes criterios para realizar el diagnóstico de depresión:

- Estar tristes.

- Mostrar una expresión triste.

- Mostrar al menos 4 de los siguientes signos o síntomas durante todos los días durante un mínimo de dos semanas:
    - Tener cambios en el apetito.
    - No dormir o dormir demasiado.
    - Mostrarse inactivos o demasiado activos.
    - Perder el interés por sus actividades normales.
    - Estar cansados o tener poca energía.
    - Sentirse inútiles.
    - No poder pensar ni concentrarse bien.
    - Estar constantemente pensando en la muerte o en el suicidio.

TRATAMIENTO

Como toda depresión, el tratamiento adecuado deberá ser una combinación de dos parte: la orientación psicológica y los medicamentos.

El tratamiento de este trastorno debería ser llevado por el médico encargado del diagnóstico y tratamiento habitual del proceso tumoral. Solamente deberá plantearse el hecho de mandar al enfermo a la consulta de un especialista en salud mental si ocurren alguna de las siguientes circunstancias:

- Si el médico o el oncólogo no se sienten capacitados para tratar la depresión.

- Casos en los que el paciente presente sentimientos suicidas.

- Si los síntomas de la depresión no desaparecen tras 4-6 semanas de tratamiento.

- Si los síntomas, a pesar del tratamiento supuestamente adecuado, permanecieran o incluso fueran en progreso.

• Si los síntomas del paciente son tan graves que llevan a no impedir la continuación del tratamiento.

Como ya se ha dicho, una de las formas más eficaces para el tratamiento de la depresión grave es la terapia farmacológica. Sin embargo y aunque resulte difícil de comprender, solamente se utilizan en el tratamiento del 2 por 100 de los pacientes con cáncer que sufren depresión.

El médico debe tener cuidado con el antidepresivo a elegir. De entre la gran gama de los mismos que se pueden utilizar, habrá de elegir aquellos que posean el menor número de efectos adversos, y por supuesto que no exacerben aquellos síntomas, o empeoren aquellas funciones coroporales que ya de por sí puedieran estar afectadas por el tumor o su tratamiento.

Además, para aquellos casos en los que la propia depresión produjese síntomas de insomnio, se deberán utilizar antidepresivos con poder hipnótico. También se deberá tener en cuenta que los antidepresivos no actúan inmediatamente, sino que tienen un tiempo de latencia de unas 3 a 6 semanas.

Por tanto no se deberá perder la esperanza en su eficacia hasta que no haya transcurrido este período de tiempo. Si por fortuna estos tratamientos fuesen eficaces, se deberá continuar el tratamiento al menos durante 6 meses.

Una variante al tratamiento farmacológico, que solo se utiliza en caso de que éste falle, es decir, en circusntancias extremas, sería la terapia electroconvulsiva, la cual es muy eficaz, y relativamente segura.

En otra esfera del tratamiento se encuentra la psicoterapia. Esta técnica, llevada a cabo por un psicoterapeuta, puede utilizarse como complemento a la terapia farmacológica, y puede provocar un efecto beneficioso, sobre todo en momentos de mayor crisis. Estas terapias consisten normalmente en varias sesiones (entre 5 y 10).

Estas terapias pueden ayudar de manera importante en la reducción de la angustia, en reducir los pensamientos negativos acerca de la enfermedad, así como a mejorar la confianza con el médico que habitualmente le atiende, lo que ayudará a mejorar la eficacia terapéutica.

Los objetivos específicos de estas terapias son:

• Responder a las preguntas que el pacientes o sus familias puedan realizar acerca de la enfermedad y su tratamiento, explicándoles lo que necesiten saber y dándoles confianza en su situación.

• Cooperar con el paciente para resolver sus problemas, y mejorar su capacidad para resolver situaciones. Se deberá ayudar a los familiares a compartir las preocupaciones con el propio paciente.

• Tratarán de mantener el ánimo de aquellos pacientes a los que ya no se puedan ofrecer un tratamiento curativo y sólo se puedan relizar tratamientos paliativos y sintomáticos.

Por último, comentar la existencia de una serie de grupos de apoyo para pacientes con estos problemas, a los cuales se puede acceder mediante los centros o departamentos de apoyo social de centros médicos y de hospitales. Estos grupos de apoyo pueden mejorar la capacidad del paciente para enfrentarse a nuevos problemas, así como para levantarles el ánimo, o para ponerse en contacto con otras personas que padecen sus mismos problemas, y que por tanto en su interrelación se podrían poner puntos en común, intercambiar experiencias y problemas, y en definitiva provocar situaciones de mutua ayuda.

En cuanto al tratamiento en la depresión infantil, ésta difiere discretamente con el tratamiento del adulto. Están permitidos los antidepresivos si éstos fuesen necesarios. Sin embargo, el primer tratamiento para un niño será la orientación individual o en grupo, centrada en ayudarle a superar sus problemas y a desarrollarse lo mejor posible.

EL DELIRIO

El delirio suele ser consecuencia de la falta de funcionamiento adecuado del cerebro. No existe una causa específica para esta disfunción. Suele ser un estado intermedio de la conciencia en donde, sin presentar una pérdida completa del nivel de conciencia, podrían presentarse trastornos de la atención, del pensamiento, del lenguaje, de la estructura o capacidad de pensamiento, memoria, agitación psicomotriz, así como problemas de insomnio.

Este trastorno, a menudo frecuente, se presenta entre el 15 y el 20 por 100 de los pacientes hospitalizados por cáncer, y lo que es más frecuente, en el 75 por 100 de los pacientes hospitalizados en etapas terminales.

Unas de las características más definitorias del delirio es su capacidad de fluctuación, es decir, puede aparecer y desaparecer en poco tiempo, a veces de improviso. El delirio suele ser reversible en el transcurso de la enfermedad y suele desaparecer por completo.

En el diagnóstico de este proceso, sobre todo en sus primeras etapas, donde todavía es confuso, es posible confundirlo con algunos trastornos similares, ya vistos en los anteriores capítulos, y que son por su frecuencia esperables en el paciente con cáncer, éstos son: la ansiedad, la depresión o la psicosis.

Para evitar estos errores se debería tener presente que para el diagnóstico del delirio son determinantes la presencia de una seria de síntomas como la agitación psicomotriz, falta de cooperación, cambios claros y bruscos en la personalidad, déficit de la atención, la ansiedad o depresión intensa.

La causa del delirio en un paciente con cáncer no se sabe a ciencia cierta. Bien podría tratarse de los propios efectos de la enfermedad sobre el cerebro, o bien debido a los efectos secundarios de los fármacos utilizados para su tratamiento. Otras posibles causas, serían alteraciones de los líquidos o electrolitos corporales, infecciones o fallos de los diferentes órganos. En el caso de que los fármacos fuesen los responsables del delirio, este proceso es reversible una vez se suspende su administración.

En algunas ocasiones puede llegar a confundirse el delirio con la demencia. Es fácil llegar a confundirlas, ya que en ocasiones se presentan de la misma manera. Esto crea una importante angustia en los familiares, que piensan que esta situación es irreversible y que conducirá a la locura de sus parientes.

En ocasiones es fácil diferenciar estos dos extremos, ya que si bien tanto la demencia como el delirio son diferentes, ambos pueden mostrarse con los síntomas de desorientación, así como trastornos de la memoria, el pensamiento y el juicio. Sin embargo, la demencia es un trastorno que se manifiesta lentamente, instaurándose con el transcurso del tiempo, mientras que el delirio se produce de una manera brusca.

Los problemas para dormir y para caminar son menos frecuentes en las personas con demencia que con delirio. Las personas con demencia podrían encontrar dificultades para recordar eventos recientes o muy antiguos, así como tener trastornos de la capacidad de juicio y de los pensamientos abstractos.

El tratamiento del delirio no es fácil, ya que no tiene un tratamiento específico. En resumen podría consistir en controlar sus causas y síntomas: se habrán de corregir la causas del delirio al mismo tiempo que se tratan sus síntomas.

Se puede interpretar el delirio en dos vertientes principales. La aparición de este trastorno en el paciente con cáncer en sus estadios iniciales, o en el paciente con cáncer en sus estadios finales.

En cualquiera de los dos casos el objetivo principal es el alivio de los síntomas. Esto es importante ya que, en algunos casos extremos, dado que el delirio comporta una pérdida del control de nuestros actos, éstos se pueden volver peligrosos para la propia integridad física tanto del paciente, el cual se puede volver agresivo consigo mismo, así como contra los familiares, personas cercanas o personal sanitario.

Por tanto, el control de los síntomas, en particular la agitación psicomotriz, debe ser tarea principal.

Para lograr este objetivo pueden utilizarse medidas físicas, como son la necesidad de atar o amarrar las muñecas y los pies del paciente para evitar su utilización, así como la utilización de fármacos, los cuales tendrían el papel de sedar a estos pacientes. Entre los fármacos más usados tendremos las benzodiacepinas (por ejemplo el valium), o los fármacos antipsicóticos.

En casos menos graves, cuando los síntomas no son tan pronunciados ni tan peligrosos, existen otras medidas menos agresivas y muy eficaces, cuyo objeto será acercar al paciente a su medio ambiente habitual, como es situarlo en un lugar tranquilo, un lugar bien limpio e iluminado, así como conseguir rodear al paciente de personas conocidas (preferentemente familiares), así como de objetos comunes y que también le sean queridos y familiares.

Como decíamos, en caso de enfermedad terminal, en ocasiones no es necesario averiguar el origen del delirio, asumiéndose como normal en su situación. Sin embargo, en el caso de un paciente con un diagnóstico reciente de cáncer, es necesario incidir en la posible causa, ya que puede ser debido a una afectación tumoral intracerebral.

TRASTORNOS DE TENSIÓN POSTRAUMÁTICA

Se define el trastorno por estrés postraumático como aquellos síntomas derivados de la experiencia de una situación traumática, que va más allá de la experiencia humana habitua y que en algunos casos puede estar cerca de la muerte.

En condiciones normales, este trastorno ha sido propio de personas que han padecido una situación sumamente estresante, y acaece por ejemplo a soldados que han vivido experiencia en combate, torturados, supervivientes de catástrofes naturales como terremotos o inundaciones, maltratos físicos, violaciones, víctimas de atentados terroristas etc.

El paciente afectado por un proceso canceroso también podría experimentar síntomas parecidos a los que padecen los grupos anteriores, puesto que también está sometido a una dura tensión emocional. El enfermo de cáncer vivirá, una experiencia cercana a la muerte, ya que la enfermedad se manifestará para muchos de ellos así. También hay que decir que al ser mayor el tiempo actual que una persona con cáncer puede sobrevivir, será también mayor la probabilidad de que experimente este tipo de trastornos.

Durante el período de tiempo en que el paciente oncológico debe convivir con la enfermedad, se presentarán en su vida una serie de situaciones que lo sumirán en un importante tensión emocional y constituirán una experiencia psicológica de trauma. Como ejemplo de esto se pueden destacar el momento del diagnóstico, la concepción y la percepción de que se está padeciendo una enfermedad que hasta ahora se ha asociado inexorablemente a la muerte, vivencia del sufrimiento familiar, experiencias de dolor intenso ocasionados por el propio cáncer o su tratamiento, utilización de técnicas de diagnóstico y de tratamiento invasivas y traumáticas, empeoramiento o aparición de nuevos síntomas de la enfermedad, así como la estancia durante prolongados períodos de tiempo en el hospital, y la convivencia en muchos de estos casos con personas que se encuentran en situaciones terminales, o incluso que mueren en la propia habitación del paciente. Todas estas situaciones más o menos habituales pueden desencadenar una serie de respuestas adaptativas, que llegadas a un extremo pueden resultar perniciosas para la salud mental.

A la hora de establecer los principales factores que pueden determinar la aparición del trastorno por tensión, destacan el hecho de presentar síntomas como dolor, cansancio, debilidad, náuseas y vómitos.

Además, aquellos que presentan poco apoyo social, o han padecido síntomas psicológicos o alteraciones de la personalidad previos estarán más predispuestos a presentar este trastorno.

Entre los síntomas que nos podemos encontrar destacan los pensamientos obsesivos acerca de la enfermedad. Estos pensamientos obsesivos también pueden llamarse pensamientos intrusos, ya que se representan sin que nosotros queramos. También será común la recreacción del trauma, en forma de pesadillas, *flashbacks,* y los ya comentados pensamientos obsesivos.

A veces, lo que ocurre es que evitamos continuamente recordar el incidente traumático (evitando situaciones que le recuerden dichas circunstancias, interactuar menos con otras personas, mostrarse menos emotivo), manteniendo en un estado de constante euforia (tener problemas para conciliar el sueño, estar siempre a la defensiva o a la expectativa, y estar irritable).

Otras respuestas emocionales comunes incluyen infelicidad, sentimientos de culpa acerca de cosas que se hicieron o no se hicieron, y sentirse abrumadoramente perdido.

¿CÓMO AFECTA ESTE PROBLEMA Y HASTA CUÁNDO AFECTA?

Se puede decir que el momento crítico en este sentido es el del diagnóstico de la enfermedad. Una vez pasado este momento, la posibilidad de que ocurran estos trastornos es significativamente menor. Sin embargo, en algunos tipos de tumores, como el linfoma no Hodking, esta situación de riesgo puede permanecer, hasta un año o más después del diagnóstico del tumor. En general, las personas que sufren este trastorno desde el principio, tienden a mejorar con el transcurso del tiempo y con el tratamiento.

En cuanto a los niños, es menos frecuente que se presente este trastorno y mucho menos que se mantenga durante el tiempo. Sin embargo, se ha observado mayor tendencia en niños sometidos a un transplante de médula ósea.

A destacar también la alta incidencia de este trastorno en los familiares de los pacientes. Esto es debido a que la vivencia de la enfermedad por éstos también es traumática.

El conyuge es el principal familiar afectado en estos casos más que los padres o los hermanos. En general, el trastorno en estos familiares tiende a mantenerse durante más tiempo que en los propios pacientes.

El trastorno de estrés postraumático lo causa un episodio extraordinariamente angustiante. Sin embargo, no todos los episodios angustiantes que ocurren en nuestra vida conducen a un trastorno de este tipo. Para que prenda, es necesario que exista un caldo de cultivo adecuado para ello. En este sentido, los factores mentales, físicos y sociales que rodeen al enfermo le predisponen a sufrir estos trastornos.

Entre los factores que influyen o que explican la aparición de este síndrome, estarán la adaptación y el aprendizaje, ambos explicarán los síntomas del trastorno por estrés.

La adaptación consiste en la asociación de respuestas de miedo que ocurren a la vez que la experiencia traumática, las cuales se asocian a circunstancia ambientales que están ocurriendo a la vez. Esto implicará que tanto los sonidos, los olores, las conversaciones, las personas o los lugares en el momento del trauma, una vez que aparezcan en cualquier otra situación, producirán la representación del tratamiento. Con el tiempo esta respuesta adaptativa producirá una aprendizaje, momento en que el problema tenderá a cronificarse.

Se calcula que alrededor de un tercio de las personas que sufren un trauma desarrollarán el síndrome.

Dentro de los factores que más influirán para el desarrollo, estarán la severidad y el tiempo de la exposición, y la cercanía de la persona con el episodio. Además, lo imprevisto, así como la percepción de una amenaza corporal importante también son factores para algunas personas.

El tipo de incidente traumático será clave en su repercusión, al igual que el hecho de que existan problemas psicológicos previos, un historial de traumas o niveles elevados de angustia mental elevarán claramente las posibilidades de padecer este síndrome. En algunos casos, determinados factores genéticos heredables, así como problemas biológicos u hormonales determinarán su aparición.

De todos los accidentes traumáticos que se pueden ver en un paciente oncológico, podemos observar uno principal que condicionará al cuadro.

Éste es la presencia de dolor. Cuando el dolor está presente en el proceso oncológico, es muy probable que se presente un trastorno reactivo adaptativo del tipo del trauma. Sobre todo se ha observado que son los pacientes supervivientes de un cáncer óseo o de un linfoma los que presentarán más frecuentemente el trastorno.

¿CÓMO PODEMOS EVALUAR ESTE PROBLEMA?

No todos los síntomas psicológicos que presente el paciente oncológico serán patológicos.

Como buena parte de las actitudes y conductas del estrés pueden ser parecidos a otros procesos ya descritos que afectan a estos pacientes, la llegada a una situación válida y a un diagnóstico correcto puede resultar complicada.

Para el correcto diagnóstico existen una serie de cuestionarios y de entrevistas, los cuales realizados por el personal adecuado derivarán en el diagnóstico apropiado.

Los síntomas del estrés suelen aparecer durante los tres primeros meses del trauma, pero algunas veces no aparecen hasta meses o años más tarde. Esto implicará que no siempre se puede cantar victoria, ya que la no aparición de los síntomas precozmente no implica que no volverán a aparecer.

Las familias y el paciente deberán ser convenientemente informadas de la posible aparición y significado de estos trastornos y ello debido a que es importante diagnosticarlos a tiempo, lo que redundará en un tratamiento precoz importante para evitar el proceso de aprendizaje del que anteriormente hablábamos.

Existen numerosas formas de presentación del trastorno. Algunas nos harían confundir con un síndrome de ansiedad, como por ejemplo el insomnio, la irritabilidad, la ausencia de capacidad de concentración, las pesadillas, los miedos excesivos.

Puede presentarse tambien como ataques de pánico, fobias, aparición de síntomas físicos como palpitaciones, dificultad respiratoria, dolor torácico u otros, así como otra enorme cantidad de síntomas. En otros casos, síntomas como la pérdida de interés, el sentirse sin futuro, el evitar el contacto social o los problemas para dormir, podrían confundirnos con una depresión.

Por todo ello, cualquier síntoma psicológico que presente un paciente oncológico debería ser tenido en cuenta, y consultado con su oncólogo o con un médico especializado en psiquiatría antes de que la respuesta psicológica pueda alterar la calidad de vida.

TRATAMIENTO

Se recomienda debido a los efectos desastrosos un rápido tratamiento.

Uno de los métodos más utilizados, y más conocidos se denomina método de intervención de crisis. El terapeuta intenta enseñar al paciente técnicas para enfrentarse al problema, dándole un ambiente de seguridad y apoyo.

Otro método muy conocido es el método de pensamiento conductual en el cual se incluyen métodos que intenten ayudar al paciente a entender los síntomas, y enseñarle técnicas para manejar la tensión (como la relajación), e intentar que sea menos sensible a los síntomas.

Como en el resto de los trastornos psiquiátricos, existen una serie de grupos de apoyo, en los cuales uno se encuentra con personas que han atravesado los mismos problemas, y con un educador que propondrá determinadas terapias.

En el ambiente del grupo, las personas tienden a recibir apoyo emocional, conocer a otros pacientes en situaciones similares, y a aprender técnicas para manejar su situación.

Como todo en psiquiatría, en caso de que la enfermedad sea muy severa, o bien si con las técnicas anteriormente citadas no es posible controlar los síntomas, estos pacientes podrán ser tratados con medicamentos antidepresivos, ansiolíticos o antisicóticos.

TRASTORNOS DEL SUEÑO

Los trastornos del sueño son un conjunto de trastornos muy comunes y frecuentes en el enfermo oncológico. El sueños es un proceso fisiológico normal en el ser humano, imprescindible para la vida. El sueño normal consta de dos fases denominadas fase REM y fase No REM. La fase REM, en la cual se produce el movimiento rápido de los ojos, constituye una fase activa dentro del sueño, siendo aquella en la que soñamos. La fase No REM también es llamada fase inactiva del sueño.

Existen cuatro períodos de sueño No REM, seguidas de un período de fase REM. La duración de este período es de 90 minutos aproximadamente, y durante el sueño normal se pueden suceder de entre cuatro a seis períodos.

El sueño es fundamental para el perfecto desarrollo de nuestras actividades diarias.

No dormir las horas suficientes, al igual que dormirlas mal, constituirán una importante fuente de insatisfacción y de problemas psíquicos y físicos.

Dentro de los trastornos del sueño, existirán dos tipos fundamentales que serán los causantes de los problemas. Por un lado estarán los trastornos por insomnio, y por otra parte los trastornos relacionados con el ciclo vigilia-sueño.

Dentro de los trastornos por insomnio, podemos diferenciar dos tipos, aquellos que derivan de la incapacidad para conciliar el sueño, y los trastornos derivados de la incapacidad para mantener el sueño, lo que derivará en un sueño fragmentado. Ambos trastornos son típicos del paciente oncológico.

Existen multitud de factores que pueden explicar estas dificultades para un buen dormir. En primer lugar el propio cáncer puede provocar dificultades para el sueño, así como la terapia utilizada para el mismo.

Los propios trastornos psicológicos también lo explicarán, como la depresión, la ansiedad o el síndrome por estrés postraumático. Por otro lado, estarán los problemas derivados de la estancia en un hospital, como pueden ser la interrupción del sueño para administrar la medicación, el ruido ambiental, la incomodidad de la cama, de la habitación, los compañeros, la luz, la televisión, la temperatura ambiental, el propio dolor corporal etc.

Todos estos problemas que pueden desembocar en un trastorno del sueño conducirán a unas consecuencias tremendamente serias en la calidad de vida del paciente.

Conducirán al paciente a un estado de irritabilidad, dificultad para la concentración, depresión y ansiedad que podrá importunar su vida de manera importante.

Además, asociados a los propios trastornos del sueño, podrán existir una serie de trastornos más o menos importantes que pueden acompañarlos.

Para el correcto diagnóstico de los trastornos del sueño, será fundamental realizar una serie de pruebas, como la polisomnografía, mediante las cuales podemos medir las ondas cerebrales, los movimientos oculares, el tono muscular, el ritmo cardiaco y respiratorio durante el sueño.

TRATAMIENTO

El tratamiento es a menudo muy complejo. Necesita de una serie de condicionantes ambientales esenciales que ayuden al a veces ineficaz tratamiento farmacológico.

Entre las medidas más eficaces destacan crear un ambiente que evite las interrupciones del sueño, medidas para disminuir el ruido, establecer un horario común para todo el hospital de apagar las luces y la televisión.

Deberá existir aire acondicionado en las habitaciones, de manera que se pueda adecuar de forma precisa la temperatura. Deberá existir un adecuado confort con ropa de cama en perfecto estado, cómoda y limpia; las almohadas han de ser confortables y libres de arrugas.

Respecto a las medidas dietéticas, será preciso cenar al menos dos horas antes de iniciar el sueño, y evitar tomar sustancias que favorezcan el insomnio como la Coca-Cola o el café. Si es posible se caminará un poquito después de cenar y no menos de una hora y media antes de irse a la cama. No se cenará de manera suculenta. Para ayudar a que todas estas medidas sean efectivas, y a la vez para controlar el insomnio siempre que estas medidas sean incapaces se podrán utilizar los fármacos adecuados.

Estos fármacos disminuirán el tiempo para quedarse dormidos, así como el número de despertares nocturnos. Estos medicamentos se habrán de tomar bajo estricta supervisión médica, y no se tenderá a abusar de ellos, considerándose el tiempo máximo de toma de dos semanas.

EL DOLOR EN ONCOLOGÍA

El dolor provocado por el cáncer constituye uno de los principales problemas del paciente oncológico, por su frecuencia y por ser indudablemente uno de los principales causantes de intensa ansiedad y miedo.

El dolor provocado por el cáncer se puede controlar eficazmente en la mayoría de los pacientes. Se puede decir que actualmente la terapéutica analgésica es tan potente y tan diversa que puede casi asegurar el absoluto control del dolor, o al menos un alivio importante de esta sintomatología.

El manejo del dolor mejora la calidad de vida de los pacientes, siendo este tratamiento uno de los más importante de entra la gama de tratamientos que pueden ser ofrecidos.

Un aspecto importante a considerar es la absoluta necesidad de disponer de una terapia individualizada de este tipo de pacientes. Quiere esto decir que, como en todo en medicina, la manifestación del dolor, como sensación subjetiva, es vivida de manera diferente entre los diferentes pacientes, lo que llevará a la necesidad de diseñar estrategias de tratamiento también diferentes.

Es importante que los pacientes, sus familias y el personal asistencial cooperen estrechamente para que el manejo del dolor sea eficaz.

Una de las cuestiones fundamentales sería cómo saber las características e intensidad del dolor, y cómo poder tratarlo adecuadamente de acuerdo con esta intensidad.

Para intentar medir el dolor se han creado una serie de escalas de intensidad, las cuales tienen como finalidad intentar cuantificarlo.

Esto conllevaría que el paciente puntúe en una escala del 1 al 10 la intensidad aproximada del dolor en un diagrama analógico de números. Existen otros tipos de escalas pero la anterior es la más utilizada.

Una vez que se ha podido cuantificar más o menos la intensidad del dolor, se debe realizar una evaluación continua, es decir, una medición estrecha del mismo. Esto se deberá realizar tanto al principio del dolor, como una vez instaurado el tratamiento analgésico, o bien cuando por diferentes razones este tratamiento deba ser modificado.

Para realizar una buena estrategia del tratamiento del dolor, es preciso, en primer lugar, establecer una hipótesis diagnóstica, es decir, averiguar el porqué del mismo. No se debería comenzar a tratar el dolor sin saber de dónde viene.

Una vez hecho esto, se deberán establecer las características del dolor para así realizar un mejor diagnóstico. ¿Cómo habría de hacerse esto?

Se deberían contestar una serie de preguntas del orden de:

- ¿Cuándo comenzó el dolor?
- Forma o características que presenta.
- Duración.
- Localización.
- ¿Hacia dónde se irradia?
- ¿Con qué se alivia, incluyendo posturas y comidas?
- ¿Con qué se agrava?
- ¿Cuál es su intensidad?
- ¿Cómo se puede lograr su control y cuánta mejoría se puede lograr con su tratamiento?

Es muy importante, una vez establecido el tratamiento, realizar un seguimiento estrecho. Se deberá evaluar la respuesta a cada una de las dosis del tratamiento. Si fuese preciso aumentar la dosis, esto se deberá realizar incorporándola al tratamiento de base del paciente.

Podemos decir que hemos logrado un control adecuado del dolor cuando el paciente recupera la capacidad para realizar sus actividades sociales como previamente las desarrollaba, cuando presenta un bienestar social y un bienestar de pensamiento que no presentaba anteriormente, y cuando el dolor desaparece completamente, o al menos se hace tolerable.

Dentro de las estrategias de tratamiento más adecuadas para el control de este síntoma, destaca la estrategia del escalón, que consiste en ir progresivamente utilizando fármacos cada vez más potentes, de manera escalonada, de manera que se controle finalmente el dolor.

El dolor ligero o de grado I, suele comenzar a tratarse con una serie de analgésicos más o menos comunes como los aines (antiinflamatorios no esteroideos), entre los que destacan la aspirina, y otros fármacos parecidos, cuya función es disminuir el dolor y la actividad inflamatoria. También en este escalón se utiliza muchísimo el paracetamol, a dosis apropiadas. Otro fármaco muy utilizado es el nolotil (dipirona magnésica). Todos estos fármacos son efectivos, aunque muchas veces se quedarán cortos para aliviar el dolor. Cuando esto ocurre será preciso utilizar otras estrategias.

El dolor moderado o de grado II, no se aliviará solamente con los fármacos anteriormente comentados, muchas veces ni utilizando las máximas dosis de los mismos. En este caso se deberían asociar dos o más de los fármacos anteriormente descritos, incluso a dosis máximas de estos fármacos. En caso de que esta alternativa no sea eficaz, se habrá de probar con un nuevo grupo de fármacos denominado opiaceos.

Los opiaceos, cuyo prototipo de fármaco es la morfina, son un grupo que agrupa principios activos diferentes que actúan sobre determinados receptores del dolor, y que se clasifican según el tipo de receptor sobre el que actuan. En este grado II, se deberían utilizar opiaceos de baja o moderada potencia.

De esta forma se evitarán los efectos secundarios que pueden presentar otro tipo de fármacos. Un ejemplo de estos sería la codeina. Existen compuestos en el mercado que asocian la codeina al paracetamol, consiguiendo un mayor efecto de acción.

El dolor severo, o de grado III se caracteriza por ser resistente a los anteriores medicamentos, necesitando el uso de opiaceos mayores, de más potencia, o bien la utilización por parte de anestesistas de otras técnicas para mitigar el dolor, como infiltraciones anestésicas de nervios sensitivos u otros procedimientos más avanzados.

Dentro del tratamiento con opiaceos mayores, se pueden utilizar una amplia variedad de ellos. Quizá el más utilizado, y por tanto, el más conocido, sea la morfina. El tratamiento con morfina debe de estar perfectamente controlado por un médico u oncólogo. Se puede ir añadiendo al tratamiento dosis adicionales de morfina según las necesidades del paciente. El principal problema de la utilización de opiaceos mayores es la posibilidad de producir efectos secundarios potencialmente mortales a altas dosis, así como la creación en el paciente de tolerancia y dependencia. La tolerancia consiste en la capacidad del organismo de adaptarse a las dosis previas de fármacos, de manera que éstas mismas dosis ya no sean eficaces para lograr el objetivo terapéutico, de manera que sea necesario aumentar la dosis para lograr el mismo resultado. La dependencia consiste en la necesidad tanto física como mental que el enfermo tiene después de haber consumido esa droga, y que hace que en caso de no poseerla se desencadene una serie de reacciones físicas o psicológicas negativas. Por todo ello el tratamiento con mórficos ha de estar muy controlado por personal médico, así como solamente se deberá utilizar en casos estrictamente necesarios.

Aparte de la morfina, existen otros opioides utilizados en el cáncer. Entre ellos estarán la metadona, y el fentanilo. La disponibilidad de varios y diferentes opioides permite al médico cierta flexibilidad para recetar un régimen de medicamentos que cubrirán las necesidades individuales de cada paciente.

Una vez que se ha determinado la necesidad de utilizar opioides se deberá tener muy en cuenta la necesidad de vigilar estrechamente la producción de efectos secundarios. Los efectos secundarios más comunes de los opiaceos son el estreñimiento, las náuseas y la somnolencia. Estos dos últimos se suelen producir sobre todo al principio del tratamiento. También puede haber vómitos, alteración en el curso del pensamiento, incapacidad sexual, así como dificultades respiratorias.

Para prevenir el estreñimiento es necesario asegurarse que el paciente ingiere suficientes líquidos para mantener las deposiciones suaves. Se deberá recetar por parte del médico un laxante suave. Si esto no fuese eficaz se utilizarían laxantes más importantes.

Los pacientes deben hablar con sus médicos sobre los efectos secundarios que lleguen a ser demasiado molestos o fuertes. Una vez que se han presentado efectos secundarios importantes el médico debería saberlo con el fín de adecuar la terapia, reduciendo la dosis de opioides, cambiar de opioide o cambiar la forma de empleo de éste.

En algunos casos, el estreñimiento extremo, si se mantiene en el tiempo, puede producir un empeoramiento de la situación clínica, conduciendo a la impactación fecal y a la obstrucción intestinal. En caso de ocurrir esto el tratamiento adecuado se debería realizar en el hospital.

¿CÓMO DEBEN SER ADMINISTRADOS LOS OPIOIDES?

La utilización del tratamiento analgésico en el cáncer requerirá la puesta del fármaco a intervalos fijos y regulares para que su nivel en la sangre sea adecuado y continuo. Por ello se requerirá un horario fijo para manejar el dolor e impedir que éste empeore.

Adicionalmente a la cantidad fija de opioide que se prescriba, el médico deberá añadir una pequeña cantidad adicional que podrá tomarse según se necesite junto al opioide regular en sus dosis establecida para controlar el dolor que se presente entre las dosis estipuladas. La cantidad de tiempo entre dosis dependerá del tipo de opioide que recete el médico. La dosis correcta consistirá en la cantidad de opioides que controle el dolor con la menor cantidad de efectos secundarios posibles.

Sin lugar a dudas el objetivo del tratamiento con opioides consistirá en el establecimiento de un equilibrio entre el alivio del dolor y los efectos secundarios, mediante un reajuste gradual de las dosis. Si el paciente se volviese tolerante al opioide, se debería aumentar la dosis o cambiar el medicamento por otro opioide. En algunas ocasiones será conveniente reducir o retirar completamente el empleo de opioides cuando por otras vías se consigue un control conveniente y apropiado del dolor.

¿CUÁLES SON LAS VÍAS DE ADMINISTRACIÓN MÁS UTILIZADAS PARA LA ADMINISTRACIÓN DE OPIOIDES?

Con diferencia, la vía preferida de administración de opioides es la oral. Es mucho más fácil de controlar y disminuye la tasa de efectos adversos. Cuando esta vía sea ineficaz o sea imposible suministrar medicamentos por ella, se utilizarán vías alternativas como la rectal o la subcutánea. En caso de dolores muy intensos, se utilizará la vía intravenosa.

Existen métodos diferentes de administración de fármacos por vía intravenosa, como son las bombas de administración (PCA), en las cuales el paciente tiene la posibilidad de administrarse la cantidad de analgésico que desee hasta un límite, en el cual la bomba no administra más por razones de seguridad. Luego, las dosis adicionales que el paciente ha utilizado se añadirán a la dosis de base.

Cuando la vía intravenosa tampoco es efectiva, se pueden utilizar otras técnicas, como la administración de opiaceos en la propia médula espinal junto a un anestésico. Esta técnica resulta conveniente y muy eficaz en un gran número de pacientes.

Además del empleo de opiaceos, es posible utilizar otro tipos de sustancias analgésicas. Estas sustancias no son en general tan eficaces para el dolor como las anteriores. Sin embargo, dado que presenta una importante variabilidad entre las personas que las utilizan, podrían ser muy eficaces en algunas de ellas.

Entre estos fármacos podemos citar a los esteroides, los anticonvulsivos y los antidepresivos. Todos ellos tienen efectos secundarios frecuentes y comunes que deben ser comunicados al médico.

Como hemos dicho anteriormente, existen una serie de procedimientos complejos (invasivos) para el tratamiento del dolor:

- Radioterapia: Consiste en la emisión de una serie de radiaciones al lugar del tumor en concreto o bien a nivel generalizado. Su función en el alivio del dolor consistirá en reducir la masa y por tanto el tamaño tumoral, con lo que se puede controlar, en parte, el dolor, y disminuir también los sistomas de compresión.

- Cirugía: La cirugía en el paciente con cáncer puede ser curativa o paliativa. Curativa, cuando su fin es quitar el tumor, y paliativa cuando desgraciadamente el tumor ya está extendido, y su extirpación no solucionaría la enfermedad, pero sin embargo puede aliviar los síntomas, y por tanto mejorar la calidad de vida del paciente. Esta técnica puede ser muy útil, en algunas ocasiones, para aliviar el dolor.

• Bloqueo de nervios espinales: Ésta es una técnica anestésica que consiste en la inyección en los nervios responsables de conducir el impulso doloroso proveniente del órgano tumoral de una sustancia anestésica, que por tanto bloqueará ese impulso, evitando la sensación consciente de dolor en nuestro cerebro. Además, esta técnica puede predecir de dónde proviene el dolor en concreto, o bien cómo responderá el dolor al tratamiento a largo plazo.

Dentro de las consideraciones en el tratamiento del dolor habría que decir que el paciente normalmente tolera mejor los procedimientos si sabe lo que éstos pueden producir, y lo que pueden dar de sí. La compañía de un familiar o de un amigo puede ayudar a reducir su ansiedad.

Para mejorar el tratamiento de una forma global, se deberían dar instrucciones a los familiares de cómo manejar el dolor en casa. Pero, además, y lo que es más importante, se debe poner o tener un médico con el cual nos podamos comunir de manera regular y en los momentos en que lo necesitemos, y que nos oriente acerca de las cuestiones que se nos puedan presentar.

Aparte de las terapias farmacológicas que se pueden emplear, existe la posibilidad de usar terapias físicas y psicológicas. Ambas, aun no constituyendo los pilares fundamentales del tratamiento, sí pueden mejorar la eficacia de las anteriores.

• Terapia física: Consiste en la utilización de determinadas actuaciones para aliviar el dolor. Por ejemplo se pueden aplicar diferentes técnicas de masaje, movilización, terapia vibratoria, estimulación eléctrica controlada mediante voltaje o acupuntura para mejorar diferentes dolores, sobre todo los musculares u óseos. También se ha recomendado la utilización de calor local (compresas calientes o mantas eléctricas), así como frío local, lo cual puede mejorar en muchas ocasiones la sintomatología.

• Terapia psicológica: Un aspecto muy importante en el tratamiento del dolor son las intervenciones relacionadas con el pensamiento y la conducta. Esto es esencial para que el paciente aprenda a afrontar su enfermedad y sus síntomas. Se deberían comenzar estas actuaciones de manera temprana en el transcurso de la enfermedad. Existen una serie de técnicas a las cuales se puede acudir para lograr este fin:

- –Hipnosis: Estas técnicas se usan para promover la relajación, y se pueden combinar con otros métodos relacionados con el pensamiento y la conducta. Suele ser bastante efectiva.

- –El pensamiento dirigido: Consiste en sustituir las emociones negativas que el dolor provoca en el paciente, por pensamientos positivos logrados al dirigir nuestro pensamiento hacia ideas concretas como distracciones externas o internas. Un ejemplo sería escuchar música, leer etc., actos que enfocarían y sustituirían el problema al asociar el dolor a estímulos positivos.

- –Educación del paciente: Consiste en que el personal sanitario pueda dar información e instrucciones sobre el dolor y su manejo, motivándoles y permitiendo que el paciente y la familia comprendan mejor el dolor y sus causas, lo que redundará en una mejora de su percepción del dolor y, en consecuencia, ayudará a mitigarlo.

- –Grupos de apoyo y de educación religiosa: Sirve sin lugar a dudas como fuente de cuidados espirituales y de apoyo social.

¿QUÉ HACER DESPUÉS DEL CÁNCER?

Una vez que el individuo ha terminado su tratamiento anti-canceroso, y es dado de alta, comienza un proceso nuevo para él.

El paciente inevitablemente sentirá temor ante la posibilidad de que este tumor vuelva o a que aparezcan metástasis que antes no se encontraban; todo esto podrá limitar su calidad de vida.

El paciente debe sentirse bien, y deberá adoptar las medidas adecuadas para que esto ocurra, el conjunto de medidas a adoptar serán un importante punto de apoyo para definir una adecuada calidad de vida después del proceso tumoral.

En un primer término el paciente deberá decidir acerca de qué profesional deberá encargarse de su cuidado. En principio, en nuestro país lo que se suele hacer es que el propio oncólogo que ha llevado el proceso y ha administrado la medicación también se encargue del seguimiento.

Sin embargo, el control posterior al tratamiento no lo deberá llevar obligatoriamente un oncólogo, sino que este seguimiento lo podrá llevar a cabo un médico de familia o un internista.

En muchas ocasiones serán los criterios de cercanía geográfica al médico los que primarán, aunque lo verdaderamente importante es conseguir un médico con el que nos sintamos cómodos, y con el que exista una buena comunicación.

Es esencial que hablemos con el médico con confianza. Deberemos comentarle todos nuestros sentimientos y todos nuestros síntomas. En ocasiones nosotros podemos notar ciertos cambios o sentimientos corporales que debemos poner en conocimiento del médico para nuestra tranquilidad, y a favor de una detección temprana de determinadas recidivas. El médico, una vez sabido esto, determinará si estos síntomas pueden o no constituir posibilidad de recurrencia del proceso, o bien ser atribuible a procesos diferentes.

Se habrán de fijar la periodicidad de las visitas al médico y los examenes complementarios a los que se tendrá que someter el paciente.

Para este fin el médico habra de realizar un interrogatorio completo, así como una exploración física detallada en cada visita. Además, periódicamente deberá establecer los procedimientos adecuados para visualizar posibles recidivas, como serán las pruebas de imagen, los métodos endoscópicos (colonoscopia, endoscopia disgestiva alta o broncoscopia).

Las visitas deberán realizarse periódicamente cada 3 meses durante los dos o tres primeros años, pudiendo espaciarse más a lo largo del tiempo, hasta una o dos veces anuales en los años siguientes, hasta finalmente realizar alguna visita ocasional.

De todas las maneras, será importante decir que el seguimiento del paciente con cáncer es individual, y se debe ajustar a cada tumor en general, a las características del paciente y a sus necesidades personales. El médico ayudará a establecer este seguimiento.

Además, el paciente deberá tomar actitudes vitales sanas, conducentes a una mejora general de su salud. Deberá dejar de fumar de manera rápida y efectiva, utilizando la ayuda de los profesionales si por sí mismo no pudiese lograrlo.

Deberá dejar el hábito alcohólico si el paciente lo presentaba, así como realizar ejercicio y comer de forma adecuada.

La comida más recomendada para los pacientes que han padecido un cáncer constará del consumo de frutas y verduras de manera abundante al menos 5 o 6 veces al día. Asímismo, se limitará el consumo de grasas animales y de carnes rojas, y de alcohol.

El ejercicio no ha demostrado aumentar la supervivencia después de un cáncer, pero mejora la ansiedad, así como reduce los síntomas de fatiga, náuseas, dolor o diarrea en caso de que existiesen. El médico deberá proponer un sistema de ejercicios adecuados a las características de cada paciente, que deberá incluir la realización de una actividad física moderada, como por ejemplo hacer *futting*, caminar, nadar, etc. y todo esto diariamente al menos durante 30 minutos.

En algunos casos el paciente deberá acudir a determinados especialistas para mejorar su calidad de vida. Ejemplo de ello será la consulta del nutricionista, de un fisioterapeuta o preparador físico, asistentes sociales, grupos de autoayuda etc.

Para finalizar decir que una mayor información sobre los diferentes asuntos relacionados con el cáncer se puede obtener visitando la página de Internet del Instituto Nacional del Cáncer de Estados Unidos, donde se puede encontrar información en inglés y en castellano. La dirección es: <http://cáncer.gov>, la cual proporciona un acceso en línea a información sobre el cáncer, ensayos clínicos, otras páginas de Internet y organizaciones que ofrecen servicios de apoyo y recursos a los pacientes de cáncer y a sus familiares. Además, se podrá recoger información sobre el cáncer en la propia localidad de pacientes, en los respectivos ambulatorios y hospitales, donde los médicos podrán orientarle sobre diferentes cuestiones como recibir tratamiento a domicilio, hospitalario etc.

RESPUESTAS DE
LOS CUESTIONARIOS

Breve introducción al cáncer

1.- d; 2.- d; 3.- d; 4.- c; 5.- d.

La célula normal como lugar de origen tumoral

1.- a; 2.- a.

Definición y características de las neoplasias benignas y malignas

1.- c; 2.- c; 3.- c.

Prevención y detección precoz del cáncer

1.- c; 2.- c; 3.- d; 4.- d.

Situaciones de urgencia en pacientes con cáncer

1.- c; 2.- c; 3.- a; 4.- c; 5.- c.

Cáncer de estómago

1.- d; 2.-d; 3.- c; 4.- d.

Cáncer de páncreas

1.- d; 2.- b; 3.- b; 4.- a.

Cáncer de mama

1.- a; 2.- d; 3.- a; 4.- d; 5.- a.

Cáncer de colon

1.- c; 2.- a; 3.- c; 4.- d.

Cáncer de pulmón

1.- c; 2.- a; 3.- c; 4.- d.

BIBLIOGRAFÍA

- ROBBINS, *Patología estructural y funcional,* 5ª Edición, Editorial MacGraw-Hill.

- HARRISON, *Principios de Medicina Interna.* 15ª Edición, Editorial Mc Graw-Hill.

- Información de la web del Instituto Nacional del Cáncer de los Estados Unidos.

- SOBOTTA, *Atlas de Anatomía Humana,* 19 ª Edición, Editorial Panamericana.

- *Clinical Practice Guideline, number 9 Management of Cáncer Pain* Us department of Health and Human Services, 1994.

- *U.S Preventive Task Force: Guide to Clinical Preventive Services,* 2 ed; Washington D.C., Government Printing Office, 1996.

- TORIBANA, N.W, SLEISENGER M.H. «Screening for colorectal cancer», en: *New England Journal of Medicine,* 122:321, 1995.

- J. GONZÁLEZ–MERLO, *Tratado de Ginecología,* 7ª Edición, Editorial Hasson.

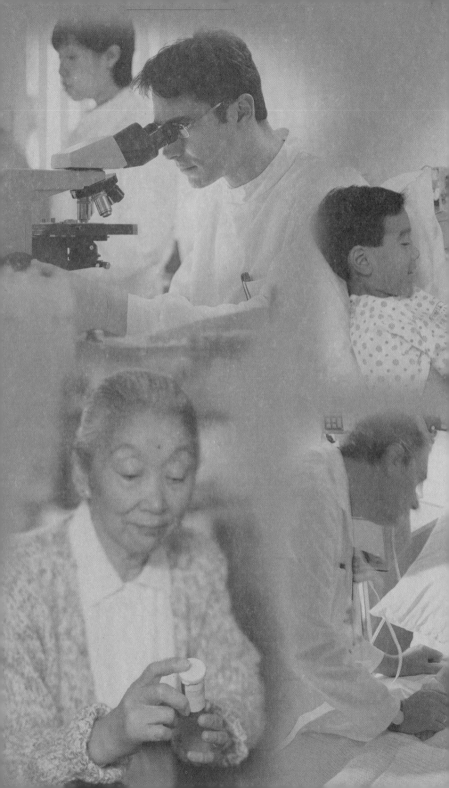